DE LA SPÉCIFICITÉ
DES EAUX THERMALES SULFUREUSES
DE
SAINT-SAUVEUR
DANS LE TRAITEMENT
DE L'ÉPUISEMENT
PHYSIQUE, PHYSIOLOGIQUE ET MORAL

PAR

LE DOCTEUR CLAUZURE

Chirurgien des Hôpitaux et des Prisons;
Membre du Conseil d'hygiène et de salubrité; Médecin ordinaire du Chemin
de fer d'Orléans; Médecin, par quartier, du Bureau de bienfaisance d'Angoulême;
Membre de la Société médicale d'émulation de Paris,
de la Société des sciences médicales et naturelles de Bruxelles,
de la Société médicale de La Rochelle, de la Société de médecine et de chirurgie
pratique de Montpellier, de la Société des sciences naturelles
de la Charente-Inférieure, de l'Académie de l'enseignement, de la Société
d'hydrologie médicale du Midi, de l'Académie nationale,
de la Société botanique de France, de la Société archéologique et historique
de la Charente; Médecin consultant aux eaux thermales sulfureuses
de Saint-Sauveur, etc., etc.

PRIX : 5 FRANCS

ANGOULÊME
F. GOUMARD, LIBRAIRE-ÉDITEUR
Rue du Marché, 9

1867

DE LA SPÉCIFICITÉ

DES

EAUX THERMALES SULFUREUSES DE SAINT-SAUVEUR

DANS LE TRAITEMENT

DE L'ÉPUISEMENT

ANGOULÊME, IMPRIMERIE DE A. NADAUD ET Cᶜ

Rempart Desaix, nᵒ 26

DE LA SPÉCIFICITÉ

DES EAUX THERMALES SULFUREUSES

DE

SAINT-SAUVEUR

DANS LE TRAITEMENT

DE L'ÉPUISEMENT

PHYSIQUE, PHYSIOLOGIQUE ET MORAL

PAR

LE DOCTEUR CLAUZURE

Chirurgien des Hôpitaux et des Prisons ;
Membre du Conseil d'hygiène et de salubrité ; Médecin ordinaire du Chemin
de fer d'Orléans ; Médecin, par quartier, du Bureau de bienfaisance d'Angoulême ;
Membre de la Société médicale d'émulation de Paris ,
de la Société des sciences médicales et naturelles de Bruxelles,
de la Société médicale de La Rochelle , de la Société de médecine et de chirurgie
pratique de Montpellier, de la Société des sciences naturelles
de la Charente-Inférieure, de l'Académie de l'enseignement , de la Société
d'hydrologie médicale du Midi, de l'Académie nationale ,
de la Société botanique de France, de la Société archéologique et historique
de la Charente ; Médecin consultant aux eaux thermales sulfureuses
de Saint-Sauveur, etc., etc.

PRIX : 5 FRANCS

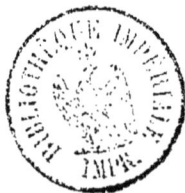

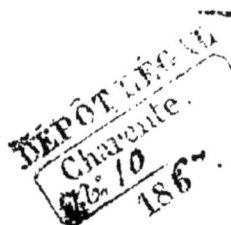

ANGOULÊME

F. GOUMARD, LIBRAIRE-ÉDITEUR

Rue du Marché, 9

1867

A MONSIEUR

GUSTAVE MONTAUD

AVOCAT A LA COUR IMPÉRIALE DE BORDEAUX

———

Mon Ami,

Je t'offre la dédicace de cet opuscule, à la condition et avec la conviction que tu ne le liras pas.

Tes nombreuses et délicates affaires de palais, tes goûts pour la bonne musique et le *farniente* tranquillisent la paix de ma conscience, au double point de vue de la critique ou de tes affectueuses faiblesses.

Je te connais, du reste, assez fort pour juger une brochure sur sa couverture, sur son titre, sur son format, sur son luxe typographique. Je te donne le nom de l'auteur; tu sais son genre, ses habitudes et son caractère; tu soupçonnes son âge, les couleurs de son drapeau et la solidité de ses principes.

Jeffreys et Laubardemont n'en auraient pas autant demandé pour faire pendre un homme.

J'espère que tu seras moins sévère à mon égard.

Dr CLAUZURE.

PROLÉGOMÈNES

J'ai cru, à tort ou à raison, devoir publier quelques
appréciations personnelles sur une foule de choses
concernant les eaux minéro-thermales en général,
et sur celles de Saint-Sauveur en particulier. Elles
n'auront peut-être pas le brillant ou le cachet magistral d'une multitude de livres ou de brochures
qui ont paru sur le même sujet (il y en a deux
mille cinq cents environ); mais, tout en mettant
en saillie quelques bons conseils et quelques tristes
vérités, elles posséderont, je l'affirme, ces allures de
loyauté et de franchise que j'ai toujours eu à cœur
d'apporter en face de mes confrères, de mes malades et de mes amis.

Autrefois, et ce temps n'est pas encore bien loin
de nous, j'avais jugé bien sévèrement les hommes et

les choses des stations thermales. J'avoue qu'alors ni mon esprit, ni mes goûts, ni mon genre d'études ne me faisaient pressentir que je deviendrais, à un moment donné, un hydropathe convaincu.

Je tiens à expliquer (surtout à ceux qui me connaissent de vieille date) les causes accidentelles de cette métamorphose.

Très malade, et menacé de mort par une névrose rhumatismale qui s'était malencontreusement fixée sur les enveloppes du cœur, je fus pendant quatre grands mois, et malgré l'alimentation la plus substantielle, malgré toute la série des toniques fixes, dans un état de débilité et d'anémie tellement considérable, que j'avais presque perdu tout espoir de recouvrer la santé.

Nous étions alors à la fin du mois de mai, et mes excellents collègues MM. Guérinaud, de Poitiers; Mascarel, de Châtellerault; Ricard et Chapelle, d'Angoulême, qui, dans le cours de ma grave maladie, m'avaient prodigué des soins aussi intelligents que dévoués, me conseillèrent (et aussitôt que la saison le permettrait) d'aller chercher dans les Pyrénées, avec les eaux thermo-sulfureuses et l'air pur des montagnes, l'énergie vitale, que les moyens ordinaires de la science n'avaient pu me procurer.

J'avoue que lorsqu'on prononça devant moi les noms de Barèges et de Luchon, je fus saisi d'un sentiment de frayeur qui, soit par instinct, soit par raison,

me porta à faire mes réserves sur cet avis, et que tout
en adoptant le principe comme favorable et utile, je
me promis d'étudier, selon mes forces, les vertus sérieuses du moyen, à savoir si le but que l'on voulait
atteindre en m'envoyant à Barèges ou à Luchon n'était
pas ou dépassé ou illusoire.

Je connaissais depuis longtemps l'action stimulante
des eaux sulfureuses, et assez pratiquement celle
de Barèges ou de Luchon; je savais que Barèges,
avec sa grande sulfuration et sa haute température,
cicatrisait les vieilles blessures, réveillait l'énergie
des abcès froids, redonnait la vie circulatoire aux
empâtements articulaires. Je savais que Luchon était
une ville princière, aux grands étalages de la vie
parisienne; qu'avec cette magnifique parure elle
avait, pour le fond, des sources innombrables et
précieuses, guérissant les maladies de la peau
(celles qui se guérissent), les mauvais souvenirs de
l'amour des sens, quelques ganglions lymphatiques
engorgés, de nombreux rhumatismes à formes spéciales; mais je ne savais pas, ou mieux je redoutais
leur action trop énergique sur ma constitution et sur
mes organes, dans un état d'épuisement presque absolu.

La réflexion et le résultat de mes recherches
conduisirent mon esprit et ma volonté à prendre le
sage parti de la prudence et du tâtonnement. J'avais
lu que les eaux de Saint-Sauveur, tout en ayant un

1.

degré de sulfuration aussi important que celles de
Barèges et celles de Luchon, avaient quelque chose
d'encore inconnu dans leurs éléments, matière organique végétale, minérale ou animale, et qui, s'in-
terposant toujours entre l'agent actif et l'épiderme
du malade, tempérait énormément cette action vivement stimulante des eaux sulfureuses, qui a fait
et fera longtemps la réputation de Barèges. de
Cauterets et de Luchon.

Je pris donc le parti d'aller toucher les eaux de
Saint-Sauveur, parti sans importance nécessairement.
puisque je n'avais rien sous la main qui pût sérieusement m'éclairer; mais comme j'étais le principal
intéressé, je m'étais posé le dilemme suivant : ou elles
me feront du bien, et j'y resterai; ou elles me feront
du mal, et j'aviserai; ou, si je n'en suis que médiocrement satisfait, c'est-à-dire si elles n'agissent pas assez
vivement et assez rapidement, je serai toujours à
même, après quinze ou vingt jours d'expérience, d'aller demander à Barèges, qui n'en est éloigné que de
quelques kilomètres, une médication plus énergique.

Les résultats ont prouvé péremptoirement la jus-
tesse de mon jugement et de mes prévisions; Saint-
Sauveur ne m'a pas seulement soulagé, il m'a
radicalement guéri; aussi, après l'avoir largement
remercié avec mon cœur et mon argent, ai-je cru
devoir, par reconnaissance, lui consacrer une part de
ma modeste influence, pour tâcher, s'il n'est pas trop

tard, de lui rendre les mérites réels qu'il possède, et qui semblent être ignorés de la majeure partie des membres du corps médical de la France et de l'étranger.

Dans une eau thermale, le médecin malade n'est pas et ne peut pas être un homme ordinaire, un baigneur vulgaire ; s'il ne traîne pas avec lui son arsenal chirurgical, il est fatalement escorté par sa trousse, par quelques-uns de ses meilleurs livres, par ses goûts de l'étude et de la méditation, et surtout par le souvenir de ceux qu'il a été obligé de quitter, et qui, ne l'ayant plus à leur chevet dans les moments difficiles, appellent chaque jour l'absent, en demandant à Dieu son prompt retour et sa guérison.

Ce bagage précieux, qui suit le médecin partout et toujours, l'oblige, aux eaux thermales plus que partout ailleurs, non-seulement à y travailler pour étudier la marche ascendante ou décroissante de la lésion qu'il porte, mais aussi pour se rendre compte mathématiquement de l'action du remède dont il fait usage.

C'est presque un événement, dans une eau thermale, que la nouvelle de l'arrivée d'un nouveau docteur. Il est à peine débarqué depuis vingt-quatre heures, que l'on sait déjà son nom, son âge, sa demeure habituelle ; il a déjà ses prôneurs et ses détracteurs ; on le salue, on le recherche, on l'écoute parler : aussi est-il bientôt entraîné malgré lui, par ses relations incessantes, dans la rue, à l'hôtel, aux pro-

menades, à questionner et à interroger aussi, à
conseiller même quelquefois les autres malades,
qui, comme lui, sont venus chercher dans les eaux
minérales du soulagement à leurs misères ou une
cure plus ou moins radicale.

Le médecin est obligé de travailler quand même,
partout et toujours.

C'est ainsi que je débutai pendant mon premier
séjour à Saint-Sauveur. Quelles charmantes et inté-
ressantes relations je me créai cette année-là ! que
d'instructifs et spirituels causeurs j'y rencontrai ! que
de femmes gracieuses et distinguées je trouvai sur
mon passage ! Mon âme gardera toujours l'empreinte
de leur bienveillante sympathie, mon esprit le souvenir de leurs noms, mon cœur les traces ineffaçables de leur sincère amitié.

J'avoue qu'à mon retour de Saint-Sauveur, où j'a-
vais reçu de tout le monde, montagnards et étrangers, des gages flatteurs d'une grande estime et d'une
immense bienveillance ; j'avoue qu'après avoir comparé *la haute position* qu'un médecin bien posé,
instruit et intelligent, peut se faire dans une station thermale, avec celle assez ordinaire qui lui
est souvent faite par ses propres concitoyens, je me
demandai si avant l'heure du repos, où j'arrive rapidement, si avec la presque spécialité à laquelle j'ai
consacré, ainsi que mon père, une grande partie de
mon existence (accouchement et maladies des femmes),

si avec le genre de clientèle que je me suis créé, et
qui me suffit, je ne pourrais pas, sans compromettre
ma position officielle, aller passer deux mois à Saint-
Sauveur, où, tout en améliorant ma santé, je pourrais
encore rendre quelques bons et loyaux services à
l'humanité souffrante.

Cent fois sur le métier je remis mon ouvrage; cent
fois, pesant sur cette idée, je me demandai si je ne
manquais pas à ma conscience en laissant sans nécessité impérieuse, après vingt ans de séjour dans la
même ville, après vingt ans de travail, vingt ans
d'estime et d'affectueuses relations, toute une popu-
lation, toute une clientèle, tout un cher pays, qui
m'avaient si souvent donné des preuves d'une amitié
sincère et d'un attachement profond; je me demandai si je ne dérogerais pas à ma dignité en allant,
comme un aventurier qui cherche une position sociale, planter ma tente et ma vieille enseigne dans
un village thermal où j'étais il y a cinq ans à peine
complétement ignoré, et sur le mérite des eaux duquel
on a dit tant d'absurdités et si peu de vérités.

Je m'examinai courant de ville en ville, comme
un voyageur *du commerce*, par la pluie ou par le
soleil, par le chaud ou par le froid, toujours couvert
par le frac officiel, heurtant ici, sonnant là, décli-
nant mes titres et qualités, et finissant toujours,
comme Lageingeole, par offrir mon ours.

« Je suis un tel; j'habite Paris ou Gâtebourse pendant l'hiver ; l'été, je suis aux eaux thermales de H...

« Vous connaissez sans doute les eaux de H...?
Ah ! mon cher collègue, quelles eaux ! Avant moi,
on ne savait rien sur leurs propriétés mirifiques;
mais depuis que j'y suis, c'est bien différent...

« J'ai guéri Mme la marquise de *** d'un cancer
au col de l'utérus.

« J'ai rendu la vue à un amorotique de naissance.

« J'ai rendu féconde une femme stérile depuis quarante ans !

« J'ai, sans le secours d'aucun autre moyen, forcé
les menteurs à dire la vérité, les maris à être fidèles à
leurs femmes et réciproquement. Enfin, et ce qui vous
surprendra bien davantage, j'ai obtenu que les no-
taires ne fassent plus d'actes qui soient plus tard
sujets à procès, que les avocats plaidassent toujours
avec leur conscience, que les médecins s'aimassent
entre eux, que les eaux minérales fussent une
vérité, etc., etc. (1).

Je me vois terminant toujours ma visite avec cette
formule banale : Je compte sur vous.

Je vois aussi, mais avec du noir dans le cœur, le
visage à la fois narquois et bienveillant du confrère
visité; je l'entends aussi me répondre tout haut : Je

_____

(1, Venez à nos eaux ; elles sont infaillibles, elles guérissent toutes les maladies; les nôtres sont les seules
bonnes. (Le Dr Léon MARCHANT : *Act. thér. des eaux minér.*)

tâcherai de vous être utile et agréable, et me traitant tout bas de saltimbanque.

Et ainsi de suite chez les cinquante ou cent médecins de la même ville, et les plusieurs milliers de docteurs ou officiers de santé qui embellissent l'empire français.

Je me vois dans le silence du cabinet, où quelques jours auparavant je lisais avec tant de charme et de profit les immenses et magnifiques travaux de mes vieux maîtres et de mes nobles contemporains, je me vois condamné par la force brutale du raisonnement, par l'intelligence et les exigences de la nouvelle situation que je veux me créer, obligé d'écrire une tartine plus ou moins ronflante et plus ou moins stupide sur l'action des eaux dont je veux devenir le Neptune. Il faut que je prenne à droite une phrase ampoulée, à gauche une idée biscornue, ici une absurdité à la mode, là une monstruosité patronnée... Il faut enfin, pour me faire *connaître* et du public et de mes honorables collègues, que je fasse un nouveau genre d'affiche, une réclame en gros caractères et sur un fond plus ou moins panaché.

Vetter commence son traité sur les eaux de l'Allemagne en disant qu'il y a déjà un si grand nombre d'ouvrages sur ce sujet, que vouloir en produire un nouveau, c'est porter de l'eau à la mer dans l'espoir d'en augmenter le volume. Il ne parle pas de leur qualité.

Si encore, dans cet écrit à balle forcée, je n'étais
pas obligé, pour faire comme les autres, de copier
mes devanciers, servilement quant au fond, et très
maladroitement quant à la forme; si je n'étais pas
contraint de présenter mon merle blanc comme un
gaillard propre à tout faire ; s'il ne m'était pas imposé
d'offrir mon filet d'eau chaude comme un phil-
tre divin guérissant radicalement toutes les maladies incurables, il n'y aurait peut-être que demi-
mal. Mais, grands dieux ! en agissant autrement on
serait bien vite laissé à ses modestes loisirs, à ses rê-
veries de justice et de probité et scientifiques, à ses
goûts d'une autre époque ! Les hommes et les femmes
de nuit (pour trancher avec ceux et celles de jour)
veulent avant tout du clinquant, du vernis, des hauts
talons, beaucoup d'aplomb. Le succès appartient
souverainement au plus offrant et au dernier enché-
risseur. De l'audace et toujours de l'audace, l'œil
froid, la parole rare, la cravate blanche, un peu de
dévotion, la calomnie pour ceux qui tombent, les
louanges impures pour ceux qui montent, voici le
succès, voici l'avenir.

> Ventrebleu, quel horizon !...
> Mais au-dessous?... le soleil d'or.
> ....

A côté de ces répugnances sociales je sentis naître
encore une foule d'obstacles secondaires :

Je n'étais pas décoré :

Je n'étais ni l'ami, ni le camarade de collége, ni le compatriote, ni l'électeur d'aucun personnage en évidence.

Je n'avais pas assez de rentes ou de capitaux pour expédier à certains estomacs influents les comestibles les plus délicats et les vins les plus fins.

Je n'avais pas l'épine dorsale en caoutchouc vulcanisé.

Je n'avais rien, enfin, de ce qu'il faut pour arriver !

Quand j'eus empilé devant moi cette montagne de turpitudes, quand j'eus classé au rang des immondices toutes les bassesses qu'il faut faire et tous les soufflets qu'il faut recevoir pour devenir un personnage, quand j'eus tourné sur tous les points les mille difficultés de la résistance, loin de m'incliner lâchement devant la force brutale des choses admises, loin de faiblir devant la menace ou le péril, loin de me retirer comme un peureux ou un impuissant, je me raidis certainement davantage, je dégaînai vaillamment ma vieille plume gauloise, je mis les quatre épices en macération dans ma chère écritoire, et, levant la tête comme le fier Sicambre ou l'apôtre inspiré, je me posai cet argument :

Ou il faut mentir à tout, et j'arriverai.

Ou rester ce que je suis, et vivre obscur.

J'appelle obscurité cette pénombre où pioche le travailleur modeste, mais foncièrement honnête et surtout avide de libéralisme; où fonctionnent jour et nuit des milliers de cerveaux intelligents, instruits, positifs ; où se triturent les matières premières, et que les ratons galonnés mettent plus tard en étalage, comme sortant de leurs boutiques.

J'avais tâté le pouls au Dr X..., grand dignitaire de l'Olympe médical, mon compatriote et l'un des plus sûrs amis de ma famille. Ce brave vieillard bien des fois m'avait offert ses services. Cet honorable confrère, par des lettres que j'ai conservées précieusement, me faisait *espérer depuis 1847* (sous M. Cunin-Gridaine) qu'avec mes services publics dans les établissements hospitaliers, mes titres assez nombreux, certifiant ma capacité, ma position médicale et sociale, je pouvais aspirer à une modeste inspection d'eaux thermales.

Il fut, je dois le dire aussi, le premier et l'unique jardinier qui ait pu réussir à faire germer cette déplorable idée dans le sable de mon esprit.

Ce qu'il y a de plus amusant dans cette simple histoire, c'est qu'en l'année 1863, après m'avoir à nouveau vivement engagé par une correspondance très suivie, très pressante (toujours à sa disposition), à me présenter, pour une place devenue vacante, à la sanction du comité consultatif d'hygiène et de salubrité publique de Paris, dont il est un des membres influents, après m'avoir presque assuré le succès, j'ai obtenu à ce même conseil, et pour cette même place, zéro voix, même pas la sienne !

Il était impossible d'être plus soi-même! plus complet!

Le Dr X... s'était glosé de ma candeur (1) !

Je pris donc, en désespoir de cause, le parti de l'obscurité, et pour panser la pustule maligne que l'ami de ma famille m'avait transmise par contagion immédiate, je résolus de m'adresser au public. Ai-je bien ou mal fait? Que m'importe? pourvu que je sois toujours avec ma forte conscience dans la ligne du devoir, et avec l'esprit sain dans l'estime des honnêtes gens.

Le paroxysme de la fièvre passé, mon amour-propre parut satisfait, et ma raison plus froide envisagea la situation d'une manière plus calme.

Je commençai par plonger mes investigations dans l'organisation de l'inspectorat des eaux thermales, et j'en sortis les quelques réflexions suivantes.

Je consignai en premier lieu la difficulté où doit se trouver le conclave salubriphile, et auquel est dévolu le pouvoir de présenter un candidat au ministère, quand une place est libre dans une station thermale, surtout avec le semblant d'exigences scientifiques qu'il impose aux candidats nombreux et protégés soumis à son choix.

---

(1) Je demande pardon à mes lecteurs de cette digression sans intérêt pour lui, mais j'avais besoin de mettre mon cœur sur le carreau, et j'ai profité de l'occasion.

J'acquis, par des renseignements positifs et par
la réflexion, la certitude qu'il ne pouvait fournir,
en général (sauf deux ou trois placers californiens,
connus de tout le monde, *et réservés quand même*),
aux diverses stations balnéaires, que des médecins
plus ou moins connus, plus ou moins instruits,
mais certainement peu favorisés par la confiance
générale.

N'est-il pas, en effet, facile de comprendre qu'un
jeune docteur en médecine, sauf les exceptions qui
confirment la règle, bien placé dans une cité plus ou
moins importante, Paris, Lyon, Bordeaux; chargé
par la confiance de l'administration de majeurs services hospitaliers; marié dans le pays, avec des intérêts
financiers en général assez brillants; estimé, recherché par une société d'élite, n'ira pas quitter cette
position certaine pour aller à Balaruc ou à Ussat,
chercher une nouvelle clientèle, souvent aussi fugace
que les revenus qu'elle donne, et aussi capricieuse
que la garantie qu'elle inspire (1)?

Toujours dans les diverses présentations qui sont
faites par le comité consultatif d'hygiène de la capitale,
à propos des nominations à l'inspectorat des eaux

---

(1) Il y a peu de médecins qui puissent sacrifier sans
nuire à leur clientèle le temps qu'il faut même pour visiter
tous les établissements thermaux, ou au moins un assez
grand nombre pour recueillir des données exactes et établir
un plan d'étude. (Dr CHENU.)

minérales, toujours, dis-je, il y a sur la liste et dans les premiers rangs la foule des parents ou amis sans occupation, classés selon le nombre et la haute position des protecteurs.

Viennent ensuite les hobereaux provinciaux et les manants, ceux qui comme moi n'ont pour tout mérite que de nombreux services gratuits, une longue expérience et un peu de savoir.

Il est bien entendu que ces derniers ne figurent sur la liste que comme comparses, pour mouvementer la mise en scène.

J'admets que le comité consultatif d'hygiène et de salubrité ait fait, par exception, choix d'un jeune homme intelligent, instruit, laborieux, d'un interne plus ou moins lauréat, de quelqu'un ou de quelque chose.

Ce brave garçon, qui sort de l'officine de son patron tout imprégné du purgatif ou de la saignée, du vitalisme ou de l'organisme; qui, dans sa juvénalité, ne jure que par le dieu qu'il vient de servir; qui ne voit qu'absurdités en dehors des dogmes professés par son maître vénéré; ce brave et loyal jeune homme, dis-je, devra se trouver bien étonné quand il se verra tout à coup transplanté du pavé des hôpitaux de Paris aux stations thermales de Rieu-Majou (Hérault) ou de Castéra-Verduzan (Gers).

Je me demande ce qu'il va faire avec les eaux de ces stations thermales, et en face des affections souvent bizarres qu'une clientèle particulière va lui présenter à l'œil nu (1).

Je ne douterais peut-être pas du diagnostique à peu près certain qu'il établirait, de ce qu'il ferait en thérapeutique, si la scène se passait dans la rue du Bac ou sur la place de l'Odéon; mais ce que je puis aussi affirmer sans être trop sévère, c'est qu'avec son titre de médecin-inspecteur, avec toute sa science, avec sa jeune intelligence et son gracieux maintien, il pataugera de la façon la plus complète quand il n'aura pour guérir ses malades que les eaux de Rieu-Majou (Hérault) ou de Castéra-Verduzan (Gers).

Il y a forcément plusieurs motifs pour qu'il s'égare. *Le premier*, et le plus important, c'est qu'il ne connaît pas le premier mot de l'action spéciale des eaux où la bienveillance ministérielle vient de l'envoyer comme inspecteur.

Le second, c'est que quatre-vingt-dix-huit fois sur cent il ne se présente régulièrement à la clinique des eaux thermales que des affections passées à l'état chronique, états pathologiques fort complexes, d'une difficulté de diagnostic souvent inabordable, plus

---

(1) Dans l'état actuel de la science, l'effet médical d'une eau minérale doit paraître bien vague, bien obscur aux yeux du médecin qu'une grande expérience a rendu diffi-cile sur tout ce qui concerne la liaison des causes et des effets dans la succession de plusieurs phénomènes. (*Prolé-gomènes aphoristiques. —* Chenu.)

délicats encore à traiter, toujours dangereux à diriger, et devant le caméléonage desquels il tombera abasourdi et impuissant.

On ne devient thérapeutiste sérieux des affections chroniques qu'après avoir vieilli sous le harnais de l'étude et de l'observation clinique.

Le troisième, c'est qu'il me paraît impossible de faire de la thérapeutique passable dans tous les cas donnés, seraient-ils identiques en apparence, avec un seul remède : eau minérale, camphre, opium ou émétique.

Et l'inspecteur d'un établissement d'eau minérale, sauf à déroger à la tradition, aux engagements pris, à la valeur même de son titre, est tenu de n'ordonner exclusivement que l'eau qu'il dirige et surveille, sans cela pas de clients, pas d'ordre du jour, pas de médaille, pas de promotion dans la hiérarchie (1).

Avec ce système et sans la vigoureuse et logique résistance des médecins libres, les établissements

(1) La hiérarchie s'appliquant à des inspecteurs d'eaux minérales, comme dans l'armée ou les administrations civiles ! Voyez-vous un médecin véritablement consciencieux, ayant passé vingt ans de sa vie active dans une eau spéciale aux maladies de l'appareil urinaire, voyez-vous cet honorable praticien transporté d'une saison à l'autre, et par l'effet de la hiérarchie, dans une autre station thermale exclusivement utile aux maladies du larynx et de la poitrine ! C'est encore une idée de mon compatriote, l'ami de ma famille.

thermaux de l'empire deviendraient en peu d'années des monuments archéologiques, où les graminées les plus rustiques et les fucus les plus exigeants
végéteraient en pleine liberté.

Le quatrième, c'est que dans la station thermale
où le jeune protégé vient d'être expédié les loyers
sont à des prix relativement élevés, les vivres cotés
dans les mêmes proportions (1); qu'il y a déjà ou des
médecins de la localité, ou des médecins libres étrangers, qui depuis plusieurs années s'y sont fait une
réputation aussi sûre que justement méritée; que
tous les malades ne sont pas des Midas, et conséquemment qu'il faut une assez belle fortune pour pouvoir,
non-seulement attendre les chalands et payer les frais,
mais aussi pour vivre à peu près sans rien faire les
neuf ou dix mois de l'année où le temps ne permet
pas le traitement balnéaire.

Sur soixante inspecteurs des eaux minérales il n'y
en a peut-être pas dix qui, en dehors de leur saison
thermale, gagnent l'entretien de leur ménage.

A quoi sert donc l'inspectorat?

Hélas! pour le plus grand nombre, et ils le savent

---

(1) Les belles théories qu'il a rapportées de l'école s'embrouillent avec les anomalies de la réalité; il se prostitue
insensiblement aux commodités de l'empirisme, et, en définitive, il troque sa conscience immaculée contre les
recettes de la routine ou du charlatanisme, pour attraper
une clientèle sans laquelle il ne peut vivre. (Dr MUNARET.

trop bien par expérience, le mirage a été complet.
Comme hier, comme partout, quand ils se sont four-
voyés dans cette impasse, quand on les a jetés dans
une eau de quinzième ordre, avec *six cents francs
d'appointements* fixes, on a fait, comme toujours,
miroiter devant leurs pupilles d'alouettes ce grand
mot de *hiérarchie!* comme si la hiérarchie médicale
était possible.

Allez donc demander à MM. *Alquié, Pidoux* et
Dimbard dans quelles eaux ils ont gagné leurs ga-
lons de caporal !

On amuse les *pioupious* et les enfants avec des bi-
belots et des kaléidoscopes ; mais il me semble que des
médecins reçus en faculté devraient avoir moins
d'illusions et plus de prévoyance!

Il paraît que non, malheureusement.

Ne serait-il pas préférable, au point de vue de la
dignité de la profession, de la sécurité des malades,
de la prospérité des établissements thermaux, d'abo-
lir ce titre servil d'inspecteur, qui ne dit rien par le
fond, qui couvre certainement de grandes capacités
et des confrères très estimés et très estimables, mais
qui pourrait aussi, par suite d'une faveur, d'un caprice ou d'une surprise, patronner d'énormes nul-
lités? Ne serait-il pas plus digne, plus honorable
de conserver aux eaux, comme ailleurs, cette indé-
pendance de caractère qui fait la base de notre force:
de respecter jusque dans ses plus secrets replis le

drapeau de cette liberté d'exercice dont nous sommes
si fiers comme docteurs, titres puissants qui nous per-
mettraient certainement de peser d'un immense poids
sur les mille abus qui gouvernent en maîtres dans
les eaux minérales? Où seraient donc les désavan-
tages de la mesure? Et, après tout, quels droits avaient
donc et ont encore ceux que la loi sur les eaux
thermales a revêtus et revêt chaque jour du titre
d'inspecteur?

Je comprendrais cette loi si elle avait un concours
pour principe ; je la comprendrais aussi si elle accor-
dait cette faveur à un praticien émérite, après quinze
ou vingt ans de services éminents dans les hôpitaux ; je la comprendrais encore si elle avait pour
but de récompenser des services exceptionnels sur
le champ de bataille, en temps d'épidémie, un mérite civil généralement acclamé, et comme on pourrait en citer mille exemples dans notre corporation ;
je la comprendrais, enfin, si elle donnait ces fonctions à une vieille réputation honorablement acquise,
mais n'ayant pas eu les qualités conservatrices de la
fourmi.

Détruisez l'inspectorat des stations thermales, et
vous verrez bientôt apparaître dans leurs établissements, avec une foule innombrable de vrais malades,
de très grandes célébrités médicales, des hommes
expérimentés, des intelligences d'élite, qui n'ayant
plus à redouter ou à lutter contre cette force brutale

qu'on appelle l'inspecteur, et qui, certains d'y trouver avec le travail une rémunération proportionnelle
aux services rendus, viendront, après les combats
ardents de la jeunesse et de l'âge mur, se reposer relativement, pendant deux ou trois mois de la belle
saison, dans quelques-uns de ces sites privilégiés;
charmante et calme retraite, après les pénibles travaux de notre exigeant métier.

Conservez l'inspectorat, et vous n'aurez rien de
tout cela dans vos eaux thermales. Vos inspecteurs,
prétendant que *le jeu ne vaut pas la chandelle*, ne
vous enverront plus que des rapports insignifiants;
ils vous diront ce qu'ils veulent et ce que souvent ils
ne pensent pas, des niaiseries ou des inexactitudes;
ils feront de la statistique et de l'observation, comme
les journaux font de la réclame (1).

Je ne donne certainement pas ces idées pour nou-
velles; elles ont déjà subi l'épreuve de la discussion,
mais, hélas! sans succès. La thèse a déjà été vigoureu-
sement et habilement soutenue par de chaleureuses

---

(1) En 1839, la commission des eaux minérales à l'Académie royale de médecine a exprimé le regret de voir *les
rapports des médecins inspecteurs* des établissements thermaux *stériles* pour les progrès de la science.

De tous *ces travaux*, dit M. Patissier, alors rapporteur,
il y en a bien *peu* qui *méritent d'être lus*.

Carrère prétend que cette partie de la science est plutôt
étudiée dans l'intérêt des sources que dans celui des malades.

plumes; malheureusement, les meilleurs arguments
n'ont pu convaincre ou même fléchir les sourds incurables, les intéressés et les protecteurs, et l'inspectorat domine toujours la situation.

Il n'existait donc, et il n'existe encore, je le crois,
qu'un seul moyen de renverser cette idole aux raci-
nes vivaces; c'était d'organiser une croisade directe
contre les inspecteurs, en allant se poser à côté d'eux
dans leur petit royaume, porte à porte, côte à côte,
et là, par des actes publics, par un zèle continu, par
une lutte de chaque jour et de chaque heure, com-
bat loyal et purement professionnel, leur enlever une
par une les plumes que leur titre *seul* leur avait
données.

Ce n'était pas une mince affaire qu'un tel projet et
qu'une telle entreprise !

Et cependant, depuis quelques années, de coura-
geux confrères ont franchement et fructueusement
abordé la difficulté.

Allez donc sur les lieux; interrogez les direc-
teurs, les propriétaires ou les régisseurs des établissements thermaux; demandez aux gens de service,
aux guides, aux maîtres d'hôtels, aux habitants, de
quel côté se porte la clientèle vraiment malade, la
clientèle française.

Le titre d'inspecteur, qui jadis faisait du titulaire
presque un demi-dieu, n'attire plus aujourd'hui que
quelques rares étrangers, russes, anglais ou espa-

gnols, qui, ne sachant que par leur guide ce qu'ils
ont le droit de faire dans le pays qu'ils visitent
pour leurs plaisirs ou leur santé, s'adressent forcément de préférence à l'inspecteur, à l'homme officiel, qui semble, par son titre, investi de la confiance
du gouvernement.

Cette manière de procéder, qui me paraît si raison-
nable de la part des étrangers, me semble un piége
tendu à leur bonne foi et à leur ignorance par la loi
française, et si je dis cette cruelle vérité, c'est parce
que j'en ai vu souvent l'application et les conséquences !

Mes adversaires voudraient-ils me garantir que
MM. Trousseau, Bouillaud, Rayer, que la nécessité
ou toute autre raison auraient conduits dans une
station thermale ; voudraient-ils me garantir, dis-je,
que ces célébrités médicales européennes, vis-à-vis
des étrangers russes, anglais ou allemands, en face
du terrible inspecteur, ne feraient pas un fiasco complet ?

Le fait est si positif, si certain, que nous ne croyons
pas utile de le discuter.

Ils emporteraient leur tabouret !

Mais la clientèle que j'appelle sérieuse, la clientèle
de fond, la clientèle vraiment française, celle qui
connaît et apprécie les hommes non par leur titre
officiel, mais par leur titre scientifique, celle qui ne
va aux eaux minérales qu'avec une lettre de recom-

mandation particulière, qu'avec une ordonnance de son médecin ordinaire, quatre-vingt-dix fois sur cent, cette clientèle va trouver l'homme le mieux posé dans les annales de la science ou de la pratique médicale, celui enfin qui, depuis longues années, a donné en plein soleil de la publicité les preuves non équivoques de son savoir et de son expérience.

Il arrive quelquefois, souvent même, que cette lettre ou cette recommandation s'adresse directement à l'inspecteur; mais ce n'est pas au titre, croyez-le bien, qu'elle est offerte, c'est à l'homme instruit, à l'intelligence médicale, au savant estimé et connu ; c'est à la valeur réelle du personnage et non pas à l'inspecteur.

Pour le médecin de province, et qui juge nécessaire d'envoyer quelques-uns de ses malades jouir des bénéfices des eaux thermales, quand il les adresse à son confrère exerçant près des eaux, que lui importe et que peut lui faire le titre d'inspecteur? Pourvu qu'il soit convaincu que le collègue est un praticien habile et prudent, un homme honnête, affable et bienveillant, il ne peut en demander, il n'en exige jamais davantage.

Est-ce que le titre d'inspecteur a jamais donné et donnera jamais du savoir à ceux qui n'en ont pas ?

Un coup de fortune peut et pourra bien faire encore d'une nullité médicale un inspecteur d'eau minérale (on pourrait en citer); mais avec le système que

nous avons adopté, et qui fait tous les jours de nou-
veaux prosélytes, cette faiblesse intellectuelle et
morale, voyant s'élever à côté d'elle une puissance
irrésistible et tenace, se voyant réduite à passer
inoccupée devant son établissement envahi par les
malades des autres, cette victime de l'inspectorat
comprendra, mais trop tard, qu'il eût mieux valu
pour elle de ne s'être jamais fourvoyée en pareil lieu,
et, honteuse et confuse, elle retournera vivre en paix
dans la modeste obscurité qu'elle n'aurait jamais dû
quitter.

Ce jour-là, et il n'est pas éloigné, sera un grand
jour, non-seulement pour moi, mais aussi pour tous
ceux qui ont un profond dégoût pour les priviléges
et les abus de position.

Pour hâter cette importante transformation, pour
que la croisade entreprise réalise son programme, il
faut aussi à ses apôtres libres les conditions indispensables du succès, le talent et l'expérience, mais aussi
l'appui moral et matériel de tous les confrères de la
France et de l'étranger; il ne faut plus que ces derniers, surtout, se laissent séduire ou influencer par ce
miroitage de l'inspectorat, qui n'a pas l'ombre d'une
importance; il ne faut plus qu'ils se laissent captiver
par la visite officielle du collègue voyageur, dominer
par la poignée de mains et la gracieuseté du solloci-
teur aquatique; il ne faut plus qu'ils ajoutent la
moindre foi à ces dunes de brochures excentriques, où

chaque dieu fait de l'eau qu'il administre une pana-
cée universelle (1).

Je sais bien que l'embarras est grand et les déter-
minations pénibles pour la grande majorité des médecins ordinaires, quand ils ont cru trouver dans leur
clientèle l'indication de telles ou telles eaux minérales,
non-seulement parce qu'ils n'ont pas eu le temps de
les visiter et de les étudier, non-seulement parce
qu'ils n'ont rien lu de magistralement et méthodiquement écrit sur la matière (2), mais encore, et surtout, parce qu'ils ne savent à qui adresser confiden-
tiellement leurs chers clients, pauvres et tristes
malades auxquels la nécessité impose l'obligation de
quitter et leurs foyers domestiques, et celui dans
lequel leur confiance était justement absolue.

Ne connaissant aucun des docteurs libres exerçant

_____

(1) Je plaisante par motif de santé, car, avec le tempérament que je me connais, il y a longtemps que j'aurais
gagné la jaunisse en coudoyant dans le monde et parmi
mes confrères tant d'abus, de passe-droits, de prévarica-
tions !... Tenez vous donc pour avertis, sous le manteau
de Démocrite je cache toute mon indignation, et je ne
suis jamais plus sérieux que dans le moment où je le pa-
rais moins. (Dr MUNARET.)

(2) L'étude des eaux minérales est si peu avancée, et l'on
a si peu de données certaines pour n'adresser à certaines
sources que les malades qui peuvent en supporter l'énergie et la température, qu'on hésite souvent entre plusieurs
établissements, et que le choix se fixe le plus souvent à
l'amiable, par le malade et le médecin. (Dr CHENU.)

dans les stations minérales où doivent se rendre ses
clients, le médecin traitant, embarrassé, poussé par
l'indication, s'adresse forcément à l'inspecteur, habile
ou non, qu'importe? Il fallait bien quelqu'un pour
recevoir les infirmes, et Dieu sait aussi comment,
après un ou deux mois d'absence, ces mêmes malades
sont rendus à celui qui les avait envoyés sous la garantie du titre d'inspecteur.

Avant dix ans, nous l'espérons du moins, tout ce
scandaleux système, toutes ces méprises n'auront
plus lieu, pour la dignité du corps médical et la
santé des malades; la voie du progrès, si étroite
aujourd'hui, sera vastement élargie, la lumière
chassera l'obscurité, le savoir aura remplacé le savoir-
faire, l'inspectorat aura eu son 89.

CHAPITRE Ier.

SAINT-SAUVEUR.

On a exploré, disséqué et distillé toutes les parties
du globe, et il est généralement admis par les sa-
vants qu'il n'y a plus rien de nouveau sous le soleil,
c'est-à-dire qu'il n'y a plus rien de curieux ou de
précieux à décrire ou à collectionner, soit à la surface, soit au-dessus, soit au-dessous de cette pilule
roulant à grande vitesse qu'on appelle la terre, et à
laquelle nous sommes collés, en vertu de la force
centrifuge et de la pression atmosphérique.

Voyages à l'équateur, voyages dans les glaces,
voyages sous les tropiques, voyages autour du monde,
voyages sous terre, voyages sous-marins, voyages
aériens, voyages dans son jardin, autour de sa cham-

bre, autour de son lit, autour de sa femme, dans
un wagon, dans son fauteuil, dans la lune, enfin
partout où il vous plaira. Tout a été fait, bien fait
et refait; demandez plutôt aux livres-guides : il y
en a pour toutes les langues, pour tous les goûts, à
peu près pour toutes les bourses.

Malgré le nombre et la qualité de ces *tordgeman*
cartonnés et illustrés, il est cependant obligatoire
pour tout écrivain médico-hydropathe qui sait un
peu son métier, et qui veut, en anesthésiant ses lecteurs, faire des pages pour son ouvrage; il est indispensable, dis-je, qu'il fasse un peu de topographie,
et nécessairement de préférence celle du lieu thermal où il exerce sa profession; espèce de digression
littéraire peu amusante quelquefois, mais qui réussit
cependant assez bien vis-à-vis d'un certain public ;
c'est une variété de *gluaux* qu'il est prudent de respecter.

Et puis, je ne crains pas de le dire, est-ce que les
guides, quelque complets et spirituels qu'ils soient,
peuvent indiquer à leurs lecteurs les mille trans-
formations qui se produisent au jour le jour, soit en
Europe, soit en Asie, soit en Afrique, soit en Amé-
rique, soit enfin en Océanie, par les effets imprévus
d'un tremblement de terre, d'une inondation, d'un
incendie, d'une coupe de forêt, de l'alignement
d'une maison, d'une mort subite, enfin de la révo-
cation d'un célèbre chef de cuisine?

Voilà où les guides pèchent, voilà où ils seront toujours au-dessous des exigences sociales, voilà aussi où la science peut encore et pourra longtemps, je l'espère, faire briller l'étincelle de son génie d'observation. C'est aussi par ce défaut de la cuirasse, n'en déplaise à MM. Chaix et Jouanne, que nous avons fait passer notre œil, pour examiner le côté matériel de Saint-Sauveur. Trop heureux s'il est parvenu à tout voir, et surtout à voir juste.

« Pourvu, comme dit Beaumarchais par la fine langue de Figaro, que je ne parle en mes écrits ni de l'autorité, ni du culte, ni de la politique, ni de la morale, ni des gens en place, ni des corps en crédit, ni de l'Opéra, ni des autres spectacles, ni de personne qui tienne à quelque chose, je puis tout imprimer librement sous l'inspection de deux ou trois censeurs. »

Je tâcherai de me renfermer dans cet élastique programme, adoptant pour devise cette vieille mais consolante maxime : « Pour déplaire le moins possible à quelqu'un, il faut tâcher de plaire à tout le monde; et le moyen de plaire à tout le monde, c'est de ne déplaire à personne. »

Saint-Sauveur est un endroit charmant des Hautes-Pyrénées, situé à 50 kilomètres de Tarbes, 148 de Mont-de-Marsan, 266 de Bordeaux, 844 de Paris, et dépendant du canton de Luz, dont il n'est éloigné que de 16 à 1,800 mètres. Il est blotti dans un des

vastes flancs de la montagne de l'Aze, sur la droite
du gave et de la gorge de Gavarnie ; on lui donne
une altitude de 750 mètres au-dessus du niveau de
la mer, et il est placé de telle façon qu'il ne peut
recevoir que par contre-coups les vents des quatre
points cardinaux. Sa position complétement à l'est,
son unique rue en forme de conche et se dirigeant
du nord au midi, méritent sous tous ces rapports une
sérieuse considération.

Saint-Sauveur est un lieu thermal qui, sous mille
faces, ne peut être comparé à aucun autre. Il n'a
rien des plaisirs bruyants des établissements du
Nord ; il n'a pas le confortable oriental et l'insou-
ciante légèreté des plages agitées de l'Océan ; il possède encore moins la richesse sardanapalienne des
eaux de Vichy, de Luchon, de Bagnères de Bigorre.
Saint-Sauveur ressemble à un nid de colibri dans un
bouquet de violettes de Parme, où chaque étranger,
aux plus beaux mois de l'année, vient chercher le
repos et la santé dans le calme le plus profond, et les
plus pures jouissances de l'âme et de l'esprit devant
les plus splendides merveilles de la nature.

Saint-Sauveur n'est point une ville, encore moins
un village ; il n'a rien des cités populeuses, ni monuments, ni places publiques. Ce n'est pas une
commune, ce n'est pas un hameau ; c'est, dans l'acception propre du mot, une station sanitaire.

Saint-Sauveur est littéralement incrusté dans le

flanc est de la montagne de l'Aze, à mi-côte environ, et bâti sur un sol rocheux, le même qui consti-
tue la base de presque toutes les Pyrénées. Ces roches
se composent de bandes inclinées, de schiste argi-
leux, remplacé souvent par l'entracite ferrugineux et
plus souvent encore mélangé avec le fer à l'état
d'oxyde ou de sulfure. Ces bandes sont appuyées,
comme à Barèges, contre un calcaire magnésien tal-
queux, et se dirigent toutes parallèlement et presque
verticalement, en suivant la direction de la montagne,
tantôt du midi au nord et réciproquement, tantôt
de l'est à l'ouest et de l'ouest à l'est.

Cette disposition particulière du sol et du sous-sol
facilite à l'intelligence l'explication, assez satisfai-
sante, de cette multiplicité de sources de toutes natures qu'on découvre à chaque pas dans les Pyrénées, et c'est probablement aussi à la faveur de ces
interstices profonds que l'eau minérale chauffée, soit
par le résultat d'une combinaison chimique, soit par
un foyer de chaleur centrale, sourde à la surface à
une température proportionnée indubitablement à la
longueur des couches froides qu'elle a eu à parcourir
avant de paraître au soleil, peut-être aussi au séjour
qu'elle est obligée de faire dans des lacs souter-
rains, peut-être encore à la nature des matériaux
qu'elle sillonne, peut-être enfin aux difficultés et aux
obstacles qu'elle est forcée de vaincre avant d'arriver
à la lumière.

Les maisons de Saint-Sauveur sont généralement saines, aussi bien celles de droite que celles de gauche, parce que les architectes ont eu la précaution de laisser, entre la montagne et les habitations qui la bordent, un espace suffisant pour éviter le contact médiat des suintements d'eau, si communs dans ces parages.

Non-seulement elles sont saines par leurs matériaux et la combinaison heureuse que je viens de signaler, mais encore elles sont bien disposées pour leur destination et hygiéniquement aérées.

Le luxe du mobilier est et devait être en rapport avec la fortune de celui qui doit en jouir, et il y en a pour toutes les positions. Il n'y a qu'une chose qui ne varie jamais dans les loyers à vingt francs comme dans ceux à *quarante sous*, c'est la propreté et la blancheur immaculée du linge.

La vie animale y est facile, abondante et de bonne qualité. On peut se la procurer très succulente ou très économique. C'est encore une affaire de finances.

Il y a à Saint-Sauveur trois hôtels confortables :

L'hôtel de *Paris*, tenu avec beaucoup de soins, d'égards et de parfaite aisance par la famille *Sassissou*, et où l'on peut convenablement (en moyenne pour dix francs par jour) trouver bon gîte, bonne table et bonne mine d'hôte ;

L'hôtel des *Princes*, tenu par M. *Salafa ;*

L'hôtel de *France*, tenu par M. *Espy*.

L'hôtel des *Princes* est le rival heureux de ses deux collègues, non-seulement parce qu'il est dirigé par un homme bien élevé, poli pour tout le monde, obligeant, gracieux, intelligent et habile; mais parce qu'il possède aussi, et au même prix de dix francs par jour, des appartements délicieux et un chef de grand mérite.

Je ne puis rien dire de particulièrement flatteur à l'égard de l'hôtel de *France*, n'ayant jamais eu l'occasion d'apprécier personnellement la valeur du maître de la maison et le parfum de ses ragoûts. J'ajouterai, cependant, que j'ai entendu dire par quelques-unes de mes clientes, très dignes de foi, qu'on y était convenablement traité et dans des prix très raisonnables (1).

En dehors de ces grands foyers de mastication, où il y a toujours bonne chère et *bon vin*, il y a pour les familles nombreuses et pour les malades à revenus modestes un marché assez passable, se tenant tous les jours en face de l'établissement thermal, et où l'on peut se procurer de belles volailles, des œufs frais, des légumes verts, de beaux fruits, et surtout

---

(1) On me pardonnera tous ces détails gastronomiques lorsqu'on saura que dans *Copperfield*, du célèbre Dickens, j'ai compté plus de cinquante descriptions de dîners et soupers, sans compter les thés, où le beurre frais et les crevettes figurent à côté de l'assiette de cresson.

du beurre parfait. A quelques pas de distance, un boucher très propre offre aux pratiques de magnifique mouton, du veau très blanc, et quelquefois, mais très rarement, du bœuf. Il y a aussi un boulanger qui porte de charmants petits pains à domicile, et un marchand de vin très apprécié, parce que ce brave montagnard vend du vrai vin, ce qui est assez rare partout où on ne le récolte pas sur place.

Tous ces comestibles sont bien présentés et très appétissants, ce qui n'est point sans importance, et nous avons été quelquefois très heureusement surpris du bas prix de la plupart de ces objets si difficiles à transporter, et relativement si chers sur toutes les autres places de l'Europe.

Ces détails, qui semblent puérils, auront, j'en suis certain, leurs lecteurs et leurs approbateurs. Je suis même assuré qu'ils auront une grande valeur pour quelques mères de famille, quelques chefs de maison, certains esprits qui, aimant à se rendre compte de ce qu'ils ont et de ce qu'ils peuvent faire, comptent sévèrement et souvent avec leurs revenus. Ils auront encore peut-être quelque mérite, parce qu'ils fixeront à peu près la détermination d'un grand nombre d'étrangers, quand il y aura pour eux ou les leurs nécessité plus ou moins urgente d'aller passer une saison aux eaux thermales de Saint-Sauveur.

Il n'est pas permis à tout le monde, malheureusement, surtout à des fortunes ordinaires et prudentes, d'aller, quand même l'indication serait impérieuse, dépenser un sac de mille francs dans une eau thermale et dans le court espace de trente jours. Telle famille qui vit très honorablement avec des rentes limitées, qui élève bourgeoisement ses enfants, qui fait strictement honneur à ses affaires, se trouverait très gênée à la liquidation de fin d'année si, pour un mois de séjour aux Pyrénées, elle avait été obligée de prélever mille ou douze cents francs sur son budget ordinaire.

Et puis, il devenait nécessaire, il était indispensable, dans l'intérêt de Saint-Sauveur, et surtout des malades, de réduire à sa juste valeur cette réputation d'opulence, de chère vie et de dure hospitalité, qu'on s'était plu jusqu'à ce jour à répandre sur le compte des propriétaires et des industriels de cette ravissante oasis. Il devenait indispensable de faire savoir aux intéressés que, dans cette station thermale, que l'on dit et qui est en effet très aristocratique par le grand monde (1), et surtout le monde essentiellement honnête qui la fréquente, on pouvait y vivre comme on le voulait, et souvent à meilleur marché que chez soi.

J'ai connu quelques malades qui n'ont rien négligé

(1) On n'y voit pas cette foule de gens pauvres et accablés de rhumatismes, ou couverts de dartres, ou engainachés de tumeurs scrofuleuses; ce peuple ne se purifierait pas dans les eaux de Saint-Sauveur, il lui faut les eaux perturbatrices de Barèges. (Léon MARCHANT.)

de tout ce qui pouvait être utile à leur traitement, qui n'ont rien oublié de ce qu'elles devaient à elles-mêmes et aux autres, et qui sont rentrées chez elles, après un mois de séjour à Saint-Sauveur, n'ayant dépensé, voyage compris, que trois cent cinquante francs.

Quelle est réellement la fortune, quelque médiocre qu'elle soit, qui devant un pareil chiffre et la nécessité ne peut s'imposer un tel sacrifice?

Il y a à Saint-Sauveur un unique pharmacien du nom de *Claverie*, et que j'estime fort, parce qu'avec un grand fond de science il a un grand dévouement et un plus grand cœur. Cet honorable et très fervent disciple d'Esculape est à la fois apothicaire et maire de Luz. On trouve dans son officine, à toute heure du jour et de la nuit, un homme éveillé, un bon conseil et des remèdes scrupuleusement préparés. Jamais il ne se lasse, jamais il n'est en retard, jamais il n'a refusé un service. Après le curé et les eaux thermales, il passe au milieu des siens (chose rare) pour la troisième providence du pays.

Saint-Sauveur, quoique n'étant même pas un village, possède une gracieuse chapelle due à la munificence impériale, où tous les matins le vicaire de Luz, un jeune ecclésiastique aussi zélé qu'intelligent et charitable, vient dire l'office à huit heures assez précises.

Qu'il nous soit permis de regretter que le vaisseau de cette moderne église ne soit pas du double au moins plus spacieux, car nous avons été souvent témoin de petites scènes féminines assez drôles, parce qu'à l'heure de la messe la moitié des fidèles, nécessairement la moitié paresseuse, n'avait pu pénétrer dans le sanctuaire, littéralement encombré.

On trouve encore sur ce petit lopin de terre, si bien habité pendant quatre-vingt-dix jours environ, des marchands de toiles et de lainages, des merciers, des épiciers, un cordonnier, un tailleur, un pâtissier, un libraire, des boutiques volantes garnies d'objets d'art, de chapelets, de médailles, de vues photographiques, etc., etc. Seulement il n'y a pas... un coiffeur !

Dans une station thermale presque exclusivement fréquentée par des femmes de qualité, saint Louis n'a pas un adepte. Il y a bien ce brave *Sempé*, ce barbier intelligent et illuminé, ce collègue et cet émule de Jasmin, puisque, comme ce dernier, il faisait et fait encore des vers charmants tout en rasant ses compatriotes et quelques mâles étrangers. Mais, hélas ! que peut Sempé avec la moderne coiffure de nos dames?... Que ferait-il avec son peigne et sa brosse en face des monuments capillaires que la mode a mis en forme de cornes sur les têtes de la plus belle moitié du genre humain?... Il ferait plutôt la barbe à un poisson.

Pour compléter nos renseignements, nous serions impardonnable si nous ne signalions aux voya-

geurs et aux malades les avantages inappréciables
que procure à Saint-Sauveur le voisinage de *Luz*.

Je ne rechanterai pas les merveilles pittoresques
de cette admirable et plantureuse vallée, où la ver-
dure rebondissante et les mille ruisseaux d'eau cris-
talline se contournent et se mélangent sous des flots
de caprices et d'artistiques fantaisies. Je ne dirai
rien de cette majestueuse allée, garnie pendant un
kilomètre de peupliers géants et bavards; je passerai
sous silence la propreté et le pittoresque engeance-
ment des rues et carrefours de cette coquette petite
ville de Luz, toute blanche comme une jeune mariée, toute fraîche comme une joue d'enfant, toute
luxueuse comme une demoiselle de grande maison.

On a tout raconté sur sa vieille église et sur les
crânes de ses templiers, sur l'antique château féodal
de Sainte-Marie et sur ses *cagots*, sur le pic de Bergons qui le domine au midi et sur les fabriques de
tissus qui l'enrichissent. Qu'il me soit cependant
permis encore d'ajouter à toutes ces descriptions,
plus ou moins exactes, quelques sobres détails sur
ses ressources intrinsèques, et du même bois que
ceux que j'ai fournis sur Saint-Sauveur. Ainsi, Luz,
qui n'est éloigné que de 15 à 1,600 mètres de Saint-
Sauveur, possède deux hôtels très remarquables,
celui des *Pyrénées,* tenu autrefois par l'incomparable
Cazeau, et aujourd'hui par un des membres de la dy-
nastie Sassissou ; celui de *l'Univers*, tenu par une

femme aussi intelligente que modeste, Mlle Payotte. L'accueil le plus distingué, le menu le plus délicat, la modicité des tarifs, font de ces deux établissements une très importante succursale des palais culinaires de Saint-Sauveur, et pour les malades peu favorisés par les dons de Plutus il y a non-seulement dans ces hôtels, mais dans presque toutes les maisons, des chambres et des appartements très convenablement garnis et à des prix très acceptables.

Mieux qu'à Saint-Sauveur, peut-être, l'étranger qui veut vivre à peu de frais trouve à Luz, avec toutes les ressources d'une existence à bon marché, les accessoires indispensables au voyageur : une boîte aux lettres, une station télégraphique, un bureau de tabac, un relais de poste, enfin des cafés assez luxueux.

A Saint-Sauveur comme à Luz, le prix des logements varie en raison de leur position, de leur grandeur, de la somptuosité, de la fraîcheur du mobilier, du quartier où ils sont situés, et surtout en raison de l'époque où ils entrent en location.

Ainsi, telle chambre ou tel appartement, qui pourraient être livrés à deux ou trois francs pendant la première quinzaine de juin, se paient trois, six et jusqu'à dix francs aux mois de juillet et d'août. Cette augmentation, qui n'a cependant rien d'exagéré relativement aux autres stations thermales, retourne pendant le mois de septembre et quelquefois d'octobre aux chiffres du mois de juin, et souvent au-dessous.

En moyenne, les prix de location à Saint-Sauveur sont pour toute la saison balnéaire un tiers plus élevé que ceux de Luz. Quant aux dépenses de l'alimentation, il n'y a pas de différence sensible.

L'air, à Saint-Sauveur, est d'une pureté remarquable et d'une légèreté proportionnée à son élévation. Jamais, ou presque jamais, il n'y a pendant les mois de chaleur de ces grands coups de vent précurseurs d'orages, comme on en observe à la même époque soit sur les bords de la mer, soit dans les pays vastement découverts. Par sa position au levant et la forme de l'enfoncement où il se trouve situé, protégé au midi et au nord par d'immenses pics et des bois épais, à l'ouest par la montagne de l'Aze, dans laquelle il est construit, il ne reçoit à peu près directement que les vents d'est, venant de la gorge de Barèges, et encore n'arrivent-ils jusqu'à lui, à cause du pic de Bergons, qu'avec une vitesse et une température très ordinaires.

Les orages sont rares à Saint-Sauveur, et quand ils s'élèvent de la frontière d'Espagne, les nuages, poussés sur les sommets par une bourrasque étouffante, s'amoncellent avec rapidité, se dissolvent en peu d'heures en ondées torrentielles, et tombent plutôt sur Saint-Sauveur qu'ils ne le traversent. Je n'ai pas encore vu, pendant les deux mois que j'habite cette contrée, le ciel complétement obscurci pendant vingt-quatre heures consécutives.

La température de ce lieu thermal est exceptionnelle par sa fixité et son minimum, surtout aux époques les plus chaudes de l'année. Ainsi, en 1863 et 1864, nous avons constaté au thermomètre centigrade des oscillations entre 10 et 22 degrés, c'est-à-dire 15 degrés en moyenne. A la même époque, à Paris et dans le reste de la France, la moyenne était de 24 degrés. Cette température printanière, si utile et si agréable aux constitutions épuisées, a certainement pour cause première les conditions particulières de sa situation, les grands bois qui l'enveloppent et les milliers de torrents qui coulent sans relâche au-dessus et tout autour de lui.

L'aiguille de l'hygromètre est restée presque constamment au delà de 100, deux fois seulement à 72 et une fois à 80.

Le baromètre à mercure de Fortin, réduit à 0 oscillations, nous a donné, pendant le mois de juillet 1864, 696 au plus haut et 685 au plus bas; pendant le mois d'août, 690 au plus haut et 574 au plus bas.

L'eau potable, celle dont on fait usage pour la table, pour la cuisine et les soins ordinaires de la propreté, est d'une limpidité complète. On la trouve à chaque pas, dans les promenades, dans les jardins. dans les champs; on l'admire surtout bordant ces routes fantastiques que le génie de l'homme a si audacieusement taillées dans le marbre et le granit des Pyrénées. Elle coule ici en rubans argentés, plus loin en torrents furieux, sur le bord des chemins avec un gazouillement uniforme mais agréable, dans le gave avec un bruit sinistre et effrayant, semblable aux roulements lointains du tonnerre.

Les habitations de Saint-Sauveur, celles qui se trouvent construites sur le côté de la montagne, ont presque toutes, dans la cour qui les sépare du rocher, des fontaines plus ou moins élégantes, et qui ne sont alimentées que par des courants de cette eau habilement et artistement captés.

Cette eau, pendant les chaleurs de juillet et d'août, et surtout avec le traitement thermal, a des défauts assez majeurs pour qu'il soit utile de les signaler à ceux qui en boivent imprudemment ou trop copieusement. Je veux parler de sa fraîcheur de glace et de sa crudité, conditions périlleuses et délicates, surtout pour les femmes dyspeptiques, nerveuses ou disposées aux irritations intestinales.

L'eau des montagnes est toujours très froide et d'une sécheresse extrême; elle est trop pure, trop oxygénée et ne contenant pas assez d'acide carbonique (1); et ce qu'il y a de remarquable, c'est qu'elle

---

(1) On sait que l'acide carbonique se dissout en quantité d'autant moins considérable que la pression qu'il supporte est plus faible.

ne satisfait pas la soif de ceux qui la boivent pure, et qu'elle fatigue l'estomac quand elle n'occasionne pas de coliques. Il lui manque ce quelque chose des eaux tranquilles ou de certaines eaux de fontaines, ou des eaux de rivières; elle se rapproche énormément de l'eau distillée.

Malgré l'influence des lieux d'où elles émergent, des sites qu'elles parcourent, des milieux qu'elles sillonnent; malgré le voisinage des sources thermales et sulfureuses, des divers gisements qu'elles touchent, l'analyse chimique n'a rien trouvé de particulier dans les eaux potables de Saint-Sauveur qu'un excès d'oxygénation et un défaut d'acide carbonique.

Et cependant, souvent à quelques millimètres de distance, l'analyse chimique signale, soit dans un torrent, soit dans un filet d'eau sourdant à peine du rocher, soit dans une flaque de liquide semblant endormie, des traces de minéralisation très remarquables.

Ainsi, dans les environs de Saint-Sauveur, à Viscos, à Saligos, et surtout à Conques, les sources ferrugineuses sont d'une abondance extrême et d'une qualité très supérieure. Elles précipitent toutes, et surtout la derrière, en bleu azuré par le ferro-cyanure de potassium, en rouge intense par le sulfocyanure de potassium, enfin en noir d'encre par le tannin ou la teinture de noix de galle.

Dans quelques autres endroits, nous avons rencontré des carbonates de potasse, de soude et d'ammoniaque ; des traces de sulfates de soude, de chaux et de potasse, formant avec un sel de baryte un précipité blanc (sulfate de baryte) insoluble dans l'eau, et les acides azotique et chlorhydrique, un peu d'arsenic, et à *Viscos* des traces bithumineuses.

Jamais nous n'avons trouvé d'iode, de soufre à l'état de gaz dissous ou de sulfures de manganèse et de brôme.

Pour faire usage des eaux potables de Saint-Sauveur sans fatigue et sans crainte de dérangements gastro-intestinaux, il est toujours prudent, quel que soit l'état de la santé, d'y plonger quelques instants auparavant une croûte de pain grillée ou un morceau de fer rougi à blanc. Ces précautions, simples à prendre et faciles à exécuter, détruisant en partie la crudité des eaux, éviteront certains accidents légers mais ennuyeux, non-seulement parce qu'ils occasionnent quelquefois d'assez vives douleurs, mais surtout parce qu'ils forcent d'interrompre le traitement thermal pendant un temps toujours trop long.

CHAPITRE II.

LES EAUX THERMALES.

Les eaux thermales de Saint-Sauveur ont pour principes essentiels de minéralisation le soufre et la soude. Ces deux corps simples se présentent à l'analyse mélangés avec divers acides, qui les ont modifiés ou transformés, tantôt selon la nature calorique du lieu où la combinaison s'est opérée, tantôt selon la nature géologique de ce même lieu.

On dit que les eaux sont alcalines à cause de la prédominance de la soude, et sulfureuses à cause de la grande quantité de sulfures et de sulfates qu'elles contiennent. De là leur nom de *sulfurées sodiques*.

La soude y existe en combinaison soit avec le chlore natif ou l'acide hydro-chlorique, et avec l'acide sulfurique, pour former du chlorure et du sulfure de sodium.

Chlorure de sodium............ 0,073598
Sulfure de sodium............ 0,025360

L'analyse y signale encore un peu de fer, de la potasse, de la chaux, enfin de la magnésie.

Le principe, essentiellement sulfureux, est donc le sulfure de sodium, et la base la soude à l'état de chlorure. Seulement, quand le sulfure arrive au contact de l'air, et dans un temps assez court, il se dégage une assez notable proportion d'hydrogène sulfuré; le sulfure de sodium se transforme en hyposulfite ou en polysulfure.

Les eaux minéro-thermales de Saint-Sauveur renferment encore une substance gélatineuse, qui s'y rencontre et en solution et en suspension, et qui souvent surnage à leur surface, surtout après leur contact avec l'air et la lumière. Cette matière albuminoïde, cette substance encore ignorée des chimistes, donne à ces eaux des propriétés particulières d'une très grande importance, et dont la médecine profite dans certaines affections particulières.

M. Durand-Fardel, observateur méticuleux, élégant écrivain, savant hors ligne, dit, dans son traité thérapeutique des eaux minérales, que les eaux de Saint-Sauveur sont d'un ordre thérapeutique particulier; qu'elles sont douces, peu excitantes; qu'elles se prêtent surtout aux névroses, aux maladies de l'utérus, aux constitutions excitables.

Elles sont, selon lui, aussi chargées en principes minéralisateurs que celles de *Luchon,* de *Barèges,* de *Cauterets;* elles contiennent autant de sulfure que dans les bains moyens de Luchon, et le double de chlorure et de carbonates alcalins.

Pourquoi diffèrent-elles donc de ces eaux en grande réputation ?

M. Durand-Fardel avoue qu'il est embarrassé pour le dire.

On y trouve encore du gaz azote en quantité considérable, et c'est ce gaz que les baigneurs, au repos dans le liquide, voient se déposer en millions de petites bulles sur toute la surface de la baignoire et de leur corps, et qui se dégage en pétillant au moindre mouvement opéré.

La substance gélatineuse désignée scientifiquement sous le nom de glairine, et que renferment en très grande abondance les eaux thermales de Saint-Sauveur, me semble pouvoir expliquer à elle seule la différence de son action avec celle des eaux de Luchon et de Barèges. Nous essaierons de le démontrer ultérieurement.

Cette matière albuminoïde, animale, végétale ou minérale est neutre lorsqu'elle est isolée, et nous l'avons trouvée toujours ainsi, prise au griffon ou dans les réservoirs.

Comme nous l'avons dit plus haut, cette substance, constatée par sa présence visible et tangible, mais encore mystérieuse pour l'analyse, joue, selon nous, un rôle très important dans l'action médicatrice des eaux de Saint-Sauveur. Nous pensons que sans elle, et l'expérience nous en a fourni les preuves les plus concluantes, ces eaux, très actives comme fond et tempérantes au premier chef, ne produiraient pas les effets sédatifs surprenants que l'on constate dans les cas les plus désespérés, et qui ont fait et feront longtemps de Saint-Sauveur un établissement thermal spécial de premier ordre.

Je dis de premier ordre avec intention, parce que je considère comme ayant une valeur exceptionnelle tout médicament qui produit un effet certain dans des circonstances données, effet que tout autre remède administré dans les mêmes occasions ne pourrait produire qu'imparfaitement ou secondairement, quoique étant également indiqué. Je dis encore de premier ordre, parce que je crois que les médecins qui ont écrit sur ces eaux, les ayant mal étudiées et mal appréciées, leur ayant attribué ou des propriétés surnaturelles, ou des défauts qu'elles ne possèdent pas, n'ont pu rien prouver, et par conséquent affirmer, manière de faire désastreuse, parce qu'elle conduit au doute, à la négation et à l'abandon, et que les eaux thermales de Saint-Sauveur ne méritent pas ces désastreuses conséquences.

Si nos confrères eussent restreint le champ de leurs observations; si, au lieu d'embrasser tout le cadre nosologique des infirmités humaines dans le cercle magique des merveilleux effets des eaux de

Saint-Sauveur, ils n'eussent étudié, comme ils pouvaient le faire, que les affections assez limitées
où ces eaux, franchement spéciales, peuvent donner des résultats certains, Saint-Sauveur fût de-
venu rapidement ce qu'il deviendra, je l'espère,
un établissement à ressources limitées, c'est possible, mais immensément apprécié et recherché par
son mérite intrinsèque et par ses qualités incontestables.

Malheureusement, on a semblé prendre à tâche
de faire le contraire. Chaque nouvel écrivain, croyant
ou espérant, par un lampion d'une couleur différente,
attirer à son moulin le grain de la clientèle thermale, s'est évertué à chercher dans le liquide sulfuré
des secrets inconnus jusqu'à lui. Le secret trouvé, il
l'appliquait, après force raisonnements et de nombreuses observations, rédigées sans malades, tantôt
aux affections du système nerveux, tantôt aux troubles de la digestion, tantôt à ceux de la reproduc-
tion, etc., etc., etc. Il n'y a peut-être pas une seule
lésion qui ait échappé à l'exploitation.

Je me hâte d'ajouter, comme palliatif, que les réflexions que je fais à l'égard des eaux thermales de
Saint-Sauveur peuvent s'adapter également à toutes
les autres eaux minérales de France et de Navarre,
parce que tout ce que j'ai lu les concernant, sauf
les magnifiques travaux de MM. *Patissier*, *Durand-
Fardel*, *Chenu*, *Pétrequin*, *Socquet*, *Mascarel*, *Gouet*

5.

et quelques autres, ne m'a que très médiocrement
satisfait.

Il y a toujours le fait matériel qui domine toutes
ces turpitudes, et j'y reviens avec peine, c'est encore
l'inspectorat, plaie médicale et sociale qui produit et
produira jusqu'à la fin les mêmes résultats. Comme
je l'ai dit avec la plus sincère conviction, il faut
avant tout vivre de son métier, c'est la loi commune,
et quand, par le fait de la position occupée forcément
ou volontairement, ce même métier ne donne pas
par les moyens ordinaires les ressources financières
exigées par les premiers besoins de la vie, il faut
bien tenter les moyens extraordinaires. Alors, comme
on n'ose pas faire d'affiches, ni coller son nom à la
quatrième page des grands journaux, on fait un livre
ou une brochure sur l'eau minérale que l'on exploite.
Bon ou mauvais, qu'importe l'ouvrage, pourvu qu'il
fasse des dupes payantes (1).

(1) Il faut que la clientèle se mette surtout en garde
contre le zèle indiscret de certains docteurs qui relancent
comme une proie un pauvre malade au sortir de sa voiture; qui, sans connaître son tempérament et même le
genre de sa maladie, lui ont assuré un bain particulier,
donné une ordonnance avant qu'il ait eu le temps de se
reconnaître. Ce n'est pas ainsi que doit agir un médecin
vraiment digne de ce titre, et cependant je me vois forcé
de signaler une semblable conduite, parce qu'elle est malheureusement trop commune dans certaines localités, et
qu'il est indispensable qu'un étranger soit en garde contre

Avec un tel système, et il n'est pas encore usé par expiation pour nous, avec d'aussi déplorables moyens, avec de tels écrits, on tue fatalement une source thermale, on ruine un pays et on prive la thérapeutique d'un de ses moyens les plus sûrs et les plus énergiques, système indigne et malhonnête, parce que s'il enrichit quelquefois celui qui le pratique, il trompe la bonne foi de ceux qui sont déloyalement exploités.

Nous avons vu, et nous pouvons les citer au besoin, des malades, de vrais malades, qui ont été gardés pendant toute une saison dans des stations thermales dont les eaux étaient radicalement contre-indiquées. On les amusait, m'ont-ils dit, avec des coupages de petit lait, des tisanes rafraîchissantes, avec une ou deux cuillerées par jour d'eau minérale; on leur conseillait ici le repos, là des promenades forcées, d'un côté la diète, de l'autre une alimentation saignante. Total financier, cent francs; total moral, zéro; total médical, aggravation ou *statu quo* de la maladie, grand mécontentement du client, désillusionnement et abus de confiance à l'égard des médecins expéditeurs.

Ne vaudrait-il pas mieux, comme cela m'est arrivé l'année dernière, et de pénible souvenir, puisque j'ai

___

des gens aussi indignés de la profession qu'ils exercent et de la confiance publique. (Dr BALLARD : *Eaux de Barèges.*)

failli très involontairement m'attirer l'inimité d'un
digne confrère, l'un de mes meilleurs amis; ne vaudrait-il pas mieux dire loyalement et franchement
aux malades qui nous sont adressés par la bienveillance confraternelle de nos collègues éloignés, et
quand il y a une contre-indication formelle, entière,
de retourner immédiatement chez eux, ou les diriger, selon son appréciation, sur l'établissement thermal que l'on juge le plus apte à produire l'amélioration désirée? Vous froisserez peut-être sur le moment
quelques amours-propres chatouilleux, vous déran-
gerez peut-être certaines combinaisons de fantaisie
et de commérage, mais en très peu de temps, soyez-
en sûrs, vous aurez fait changer l'opinion publique,
qui vous devient chaque jour plus défavorable; vous
convaincrez par des actes authentiques vos confrères
éloignés, souvent sceptiques, et avec raison, à l'é-
gard des eaux minérales et de votre savoir, et tout en
rendant sérieux l'établissement auprès duquel vous
exercez, vous vous élèverez en considération et en
influence.

Dans quelque station thermale que ce soit (notez
bien cette réflexion), un malade trompé ou désillu-
sionné fait plus de mal à la réputation de ce lieu que
cent guérisons confirmées ne lui font de bien (1).

_____

(1) Comment se fier à tous les traités particuliers sur les
eaux minérales, quand on connaît *le zèle des hommes pour*

Je le redis donc une vingtième fois peut-être, avec de la fermeté, de la loyauté, du dévouement et le peu d'expérience que le temps et le travail m'ont fait acquérir, je veux que Saint-Sauveur, *dans sa spécialité*, devienne un établissement de *premier ordre*.

Seulement, pour aboutir à ce résultat, il faut bien spécifier ce que sont les eaux thermales sulfurées sodiques de Saint-Sauveur, les effets positifs qu'elles peuvent produire; enfin, et conséquemment, les affections qu'elles peuvent soulager et guérir.

Ce labeur, qui pourrait sembler périlleux et diffi-

---

les *établissements à la tête desquels ils se trouvent placés*, cette complaisance involontaire pour des sources avec lesquelles ils s'identifient pour ainsi dire; quand on sait que l'*auri fames* sait exagérer leurs effets salutaires, et *souvent même fermer les yeux sur les dangers de leur administration*? Ce que l'on écrit dans les livres se confirme rarement dans la pratique; on croit *être utile à soi-même* et au pays en employant des promesses hasardées pour mettre des eaux en vogue, tandis qu'on leur nuit réellement. Ce zèle imprudent, ces promesses déçues finissent toujours par éloigner la foule que l'on avait attirée un instant; elle aurait augmenté peu à peu et s'y serait fixée, si on ne les eût conseillées qu'à des malades qui pouvaient en retirer des avantages réels, ou du moins qui n'eussent point éprouvé de résultats fâcheux. J'ai vu des localités ainsi encombrées un instant, et entièrement abandonnées peu de temps après, tandis que d'autres lieux moins prônés, moins fréquentés, se maintiennent dans un état toujours croissant de prospérité, malgré le peu de soin que l'on prend pour les rendre agréables.

cile à tout autre, me sourit au contraire par sa sim-
plicité et les services qu'il doit rendre. Tout gît, en
effet, dans l'appréciation très personnelle que je me
suis faite sur l'action minéro-thermale des eaux sulfureuses en général, et sur celles de Saint-Sauveur
en particulier.

Presque toutes les eaux minérales sulfureuses sont
chaudes, et celles qui ne le sont plus ont dû l'être;
telle est du moins l'opinion de certains auteurs et la
mienne.

Les sources de ces eaux se rencontrent le plus
souvent dans les pays de montagnes bouleversés par
d'anciens phénomènes plutoniques, tels que les dé-
partements des Hautes et des Basses-Pyrénées. Les
terrains primitifs les produisent presque toutes; elles
contiennent généralement du soufre à l'état d'acide
sulfurique ou hydro-sulfate sulfuré, des hydro-sulfa-
tes de chaux, de soude et de magnésie, de l'hydrogène sulfuré ou un sulfure hydrogéné, etc. On remarque dans ces eaux une substance particulière désignée
par M. Anglada sous le nom de glairine, et qui contri-
bue puissamment aux bons effets qu'on obtient de
leur emploi.

Ces eaux se distinguent par une fétidité assez
désagréable, mais à laquelle on s'habitue très vite
(odeur sulfureuse ayant beaucoup de ressemblance
avec celle des œufs pourris), enfin par une saveur
analogue à celle de l'odorat. Elles sont transparentes

et plus ou moins onctueuses, selon la quantité de glairine et de principes minéralisateurs qu'elles renferment, et elles perdent facilement cette transparence par leur exposition au contact de l'air. Quelquefois elles sont légèrement colorées en vert tendre, et ce sont celles qui deviennent le plus rapidement laiteuses ; toutes, elles dégagent de l'hydrogène sulfuré, de l'acide carbonique et de l'azote ; ce dernier ne s'échappe généralement qu'en agitant la masse du liquide.

L'hydrogène sulfuré qui, d'après les expériences de MM. Anglada et Longchamps, n'existe dans les eaux minérales que combiné avec les sels de soude, de potasse et de chaux à l'état d'hydrosulfate simple ou d'hydrosulfate sulfuré, est non-seulement supporté par l'homme, soit à l'extérieur, soit à l'intérieur, mais il est encore pour lui un moyen thérapeutique d'une énergie incontestable et incontestée.

C'est à la présence de ce gaz que les eaux sulfureuses doivent, dit-on, leur action plus ou moins stimulante.

Selon M. Fontan, ces sources contiennent encore, indépendamment de l'azote qui se dégage partiellement par l'agitation et surtout par l'ébullition, de l'oxygène en proportion variable, qui ne se manifeste que lorsqu'on a eu la précaution d'éliminer le principe sulfureux. Ce principe, dans le cas contraire, s'empare de l'oxygène à l'aide de la chaleur, se modifie dans la constitution et passe à l'état d'hyposulfite.

Les eaux sulfureuses augmentent la vitalité de la peau, accélèrent la circulation (disposent quelquefois aux vomissements de sang), activent le mouvement excentrique et excitent l'absorption et la transpiration. Elles semblent, dit *Anglada*, éveiller dans l'économie une sorte de fièvre qui secoue légèrement le système vivant, ranime le jeu des organes engourdis, les tire de leur torpeur, rétablit l'activité des sécrétions, ramène les vibrations vitales dans les parties frappées de faiblesse ou d'inertie, ravive les mouvements toniques, et prépare ainsi le retour de la santé, soit en provoquant des efforts critiques, comme l'entendait *Bordeu*, soit en déplaçant des irritations ou corrigeant la distribution vicieuse des oscillations fluxionnaires, élément si commun de nos maladies.

L'action de l'eau sulfureuse thermale prise sous forme de bains se porte immédiatement sur la peau qu'elle excite et rougit légèrement, puis sur le cerveau qu'elle stimule par le dégagement du gaz hydrosulfuré. Administrée à l'intérieur, elle agit lentement, mais sûrement, sur l'estomac et consécutivement sur la circulation qu'elle ralentit, tandis que le bain l'avait sensiblement augmentée. Comme dit M. le docteur *Chenu*, il se fait en quelque sorte une réaction toute chimique. On sait que les acides en général et les acides minéraux en particulier diminuent la fluidité du sang, et que le gaz hydrogène sulfuré lui donne une teinte plus foncée, de même qu'il colore en noir les matières excrémentitielles.

Chez les sujets bilieux, sanguins et lymphatiques, une constipation souvent opiniâtre suit le moindre usage de l'eau, tandis que chez les sujets nerveux on remarque souvent, au contraire, de la diarrhée ; mais le dérangement intestinal chez eux ne survient qu'après quelques jours de traitement.

Chez les premiers, la constipation est accompagnée de céphalalgie (le plus souvent légère), d'inappétence, la langue paraît chargée, les fonctions intestinales languissent, un mouvement fébrile, toujours favorable quand il est modéré, vient mettre fin à ces premiers symptômes ; des sueurs abondantes surviennent, mais l'équilibre se rétablit bientôt entre l'absorption et la transpiration, les fonctions intestinales reprennent leur cours, et c'est seulement alors que commence un traitement agréable, parce que l'on s'est en quelque sorte habitué au médicament, dont l'action se continue sans secousse et d'une manière presque inaperçue.

Chez les sujets nerveux, souvent la diarrhée est accompagnée de faiblesse générale, d'envie de vomir, de dyspepsie. Cet état dure habituellement plus longtemps si l'excitation nerveuse retentit davantage.

M. *Isidore Bourdon* a consigné dans ses travaux

sur les eaux sulfureuses que, sous quelque forme qu'on les emploie, elles occasionnent souvent des coliques, des tremblements ; qu'elles relâchent les jeunes gens et constipent les vieillards (1).

L'unique moyen de faire disparaître cette constipation, quelquefois périlleuse, consiste d'abord dans l'usage d'une eau moins active, parfois d'un laxatif léger, d'un lavement huileux ou savonneux, enfin d'une limonade d'orange prise avec discernement et modération. Quant à la diarrhée, elle disparaît avec un ou deux jours de diète et de repos ; quelquefois l'eau de seltz gazeuse active et facilite les digestions ; le plus souvent, tous ces accidents légers disparaissent d'eux-mêmes sans régime et sans soins.

A la différence des médicaments excitants ordinai-

---

(1) Je trouve ici l'occasion de signaler un fait assez remarquable d'observation pratique. Je veux parler des phénomènes de réaction des organes du cercle inférieur sur les accidents pathologiques du cerveau (j'en parlerai encore plus loin, à propos de la folie utérine). Ainsi, j'ai observé quelque chose de très extraordinaire chez les apoplectiques, au moment de la crise : c'est l'état de contraction spasmodique des sphincters de l'anus, contraction persistante jusqu'à la mort, et qui va quelquefois jusqu'à ne pas permettre l'introduction d'une canule de très petit calibre. J'ai pensé souvent à tenter le débridement au moyen d'un bistouri, à employer la belladone ; certainement je le ferai à la première occasion, et j'en fournirai à qui de droit les détails et les résultats.

res, les eaux sulfureuses ont une action immédiate presque insensible; ce n'est que lentement, et lorsque le principe sulfureux a pour ainsi dire baigné tous les tissus, que l'excitation se fait plus particulièrement sentir. C'est ainsi qu'après un temps plus ou moins long le tube digestif devient le siége d'un travail presque inflammatoire : chaleur, fièvre, soif; le foie sécrète une plus grande quantité de bile, les sucs gastriques deviennent plus abondants.

Dans les maladies où les voies digestives sont affectées, l'usage de ces eaux réussit quand souvent les médicaments excitants ne sont pas supportés par la surface gastro-intestinale, parce que la grande abondance du véhicule dans lequel existent les principes médicinaux des eaux minérales en est le correctif, empêche ces principes d'affecter trop directement les tissus gastriques et intestinaux, favorise en même temps leur absorption, et assure, en un mot, l'exercice de leur opération thérapeutique.

L'usage des eaux minérales sulfureuses occasionne souvent en peu d'heures, quelquefois plus tardivement, une chaleur générale, une accélération du pouls proportionnée à l'impressionnabilité du sujet, de la pesanteur de tête, de la somnolence, une activité plus grande dans le mouvement circulatoire des capillaires; enfin une coloration plus prononcée, tantôt fugace, tantôt persistante, du tissu cutané; une légère démangeaison et une sécrétion plus abondante (1). La poitrine, soit par l'effet de l'altitude généralement très grande où se trouvent placées les sources sulfureuses thermales, respire plus facilement, plus activement, avec plus d'ampleur; elle se sent à l'aise et paraît plus sonore. L'expectoration est plus facile, plus abondante; il y a souvent de l'agitation, surtout pendant la nuit et au commencement du traitement; le sommeil est léger, interrompu, fatigant, rêvassier; les urines sont plus abondantes, quelquefois très claires, d'autres fois troubles et rouges; les organes de la génération sont habituellement surexcités et procurent quelques rêves érotiques, mais sans fatigue et surtout sans épuisement notable.

Telles sont à peu près, quoique signalés très sommairement, les caractères et le mode d'action des eaux sulfureuses en général, caractères et propriétés

---

(1) L'action d'une eau sulfureuse prise sous forme de bains se porte tout d'abord sur la peau, qu'elle excite, et sur le cerveau, qu'elle stimule par le dégagement du gaz hydro-sulfurique. Ce sont les sources de ce genre qui ont surtout fait supposer des propriétés excitantes à toutes les eaux minérales en général. (Dr CHENU.)

La plupart des auteurs de traités de matière médicale rangent le soufre et ses composés (sulfures, hydro sulfates, etc.) parmi les substances minérales excitantes. (Idem.)

L'impression du soufre appliqué en topique sur le lieu malade agit en activant la vitalité de la peau, il excite directement le travail morbide, il lui imprime momentanément plus d'énergie. (Idem.)

qu'il ne faut attribuer qu'à une seule et importante
vertu, celle de l'excitation dans des conditions toutes
particulières.

Les eaux de Saint-Sauveur, sulfureuses, alcalines
et chargées de barégine, n'ayant qu'une température de 30 à 34 degrés centigrades, produisent sur
l'économie un stimulus modéré, mais lent, continu
et persistant. Elles réveillent et activent les fonctions ;
elles modifient l'état contre-nature de certains organes ; elles excitent les extrémités nerveuses en déga-
geant les centres importants et engorgés ; elles révul-
sent sans secousses ; elles appellent sur certains
points privés de la vitalité nécessaire le mouvement,
la chaleur et la vie ; ce qui fait assez bien comprendre que, tout en étant excitantes comme les autres eaux
sulfureuses, elles deviennent tempérantes en certaines circonstances. Elles activent toujours, par le
même principe, la grande et la petite circulation,
modifient les qualités du sang en facilitant par un
excès d'énergie son mélange plus complet avec les
sucs réparateurs fournis par la nutrition ; elles agissent sur tous les grands centres en leur donnant le
coup de fouet de la stimulation normale, et qui s'é-
tait affaiblie ou presque éteinte par épuisement physiologique ou maladif ; elles portent secondairement
leur action tonifiante sur les glandes et le système
lymphatique ; enfin, selon la manière d'en faire
usage, on peut, sur un point donné ou sur tout l'en-

6.

semble de l'organisme, exciter ou épuiser, irriter ou calmer (1).

Les eaux minero-thermales de Saint-Sauveur ont été malencontreusement et injustement classées jusqu'à ce jour parmi les établissements de troisième ou de quatrième ordre. Les auteurs de ce catalogue d'hydrologie fantaisiste, ne voyant dans ces eaux que ce qu'ils pouvaient y voir, c'est-à-dire fort peu de choses, jugeant leurs vertus d'après les résultats obtenus, par des faits incomplets, mal observés, mal dirigés, ne voulant pas prendre la peine ou étant impuissants à les juger par eux-mêmes, les ont reléguées dans l'arrière-ban de l'hydrothérapie thermale, et le public a cru à cette affirmation mensongère et calomnieuse.

On les accuse d'être trop douces, de n'être pas assez chaudes, etc., etc.

On a eu raison de les qualifier d'eaux douces, parce qu'elles le sont très heureusement et très sé-

(1) Sous l'influence de leur action, les forces se relèvent; la circulation, auparavant languissante, reprend de l'énergie; la chaleur est rappelée dans les parties qu'elle avait abandonnée: des crises faibles, mais nombreuses autant que salutaires, deviennent son ouvrage, et lors même qu'elles ne sont pas toutes apparentes pour être séparément aperçues, on les reconnaît à l'effort expansif qui s'établit du centre à la circonférence. (Dr BERTRAND : *Voyage aux eaux des Pyrénées.*)

rieusement, et qu'on ne peut en dire autant des autres stations thermales des Pyrénées (1).

Les eaux minérales de tous les genres, dit le docteur Chenu, peuvent être divisées en douces ou faibles et en fortes. Les premières ont une action lente,
longtemps inaperçue, quoique générale, n'appor-

(1) Les femmes qui sont soumises à la médication thermale pour des maladies utérines et rebelles sont en très
grand nombre sujettes à des névroses variées, générales
ou partielles, auxquelles l'état constitutionnel (hystérie ou
hystériforme) inhérent à ces longues maladies les dispose
d'une manière toute particulière et, l'on peut dire, les livre
sans défense.

Rien n'est plus propre à atténuer ces névropathies qu'un
traitement thermal approprié, lorsqu'il parvient à remonter l'organisme et à détruire les conditions vicieuses
qui le dominaient ; mais rien de plus propre à exaspérer
l'état névropathique et à en solliciter les manifestations
lorsque, mal appliqué ou mal approprié, il vient stimuler
trop vivement le système tout entier ou seulement l'appareil utérin lui-même.

On voit quel est l'écueil de la médication thermale dans
le traitement des maladies de matrice. Ce doit être une
médication active, parce qu'il s'agit de combattre les dia-
thèses, de remonter un organisme affaibli et des digestions
languissantes, de modifier des surfaces, de résoudre des
engorgements ; ce doit être un traitement doux et tempéré,
parce qu'il s'adresse à un système où l'élément fluxion-
naire et l'élément névropathique sont d'autant plus dis-
posés au désordre et à l'exagération, que l'économie,
troublée dans son harmonie, ne possède plus elle-même
les moyens de les régler ou de les diminuer. (Dr DURAND-
FARDEL.)

tant aucun trouble apparent dans l'organisme ; elles
préparent lentement la guérison. *Ce sont elles surtout qui tendent à rétablir les sécrétions, à diviser sur
toute l'économie une inflammation fixée sur un point
peu étendu, sur un organe ou une partie d'organe.*

Les eaux fortes, au contraire, purgent, réveillent
ou provoquent des mouvements critiques sur le tube
digestif, la peau, les poumons. Ces perturbations
énergiques ne peuvent convenir à tous les sujets, et
doivent faire craindre des métastases fâcheuses quand
on les provoquera mal à propos. Il y a des eaux
minérales qui produisent des effets lents, obscurs ou
inattendus et énergiques, suivant la constitution du
malade qui en fera usage ; ce sont *celles-là surtout
qui agissent d'une manière remarquable dans les maladies qui ont résisté à tous les moyens rationnels, et
qui font le désespoir des médecins.*

Les eaux minéro-thermales de Saint-Sauveur sont
en effet d'une douceur exceptionnelle ; mais elles
sont douces à leur manière, douces pour l'indication,
douces pour certaines natures, certains tempéra-
ments, certaines maladies. Des eaux qui contiennent
un peu plus de six grammes de sulfure de sodium
par trois cents litres de liquide, des sels de fer, de
potasse, de chaux, de magnésie, plus de chlorures
et de carbonates alcalins que les bains moyens de
Luchon, sont des eaux sans valeur ! Et on appelle sérieux les hommes qui ont écrit de pareilles légèretés !

C'est précisément à cette douceur, qu'elles ne doivent qu'à la grande quantité de glairine qu'elles renferment (1), qu'il faut attribuer leur spécialité. Sans cette substance bizarre, mais d'une immense importance, les eaux de Saint-Sauveur seraient certainement aussi fortes que celles de Barèges et de Cauterets. (Il ne faut pas oublier de signaler à cette occasion ce qui a été prouvé par la science, que c'est de la montagne de Saint-Sauveur que proviennent les sources de Barèges et de Cauterets.)

Certes, employées à l'extérieur, sur un sujet aux formes athlétiques, sur une bouchère ou une femme canon, quelle que soit la lésion organique de ces baigneurs exceptionnels, elles ne produiraient rien, ou des effets tellement insignifiants, qu'il faudrait pour arriver au but désiré que de tels malades en fassent usage et très longtemps et avec un acharnement surhumain.

Comme l'indique le titre de ce travail, les eaux de Saint-Sauveur administrées sous toutes les formes, ne conviennent que dans des circonstances spéciales,

(1) La substance végéto-minérale que contiennent les eaux sulfureuses, particulièrement, est une matière émolliente, qui agit là certainement comme correctif du principe sulfureux. Le mélange des molécules émollientes aux molécules excitantes émousse l'effet de ces dernières, et corrige l'action excitante immédiate par l'onctuosité qu'elle donne à la peau. (Dr CHENU.)

et sont essentiellement indiquées toutes les fois qu'il y a prostration des forces, innervation, épuisement, quelles qu'en soient la cause et l'ancienneté; toutes les fois que, par les moyens ordinaires, on n'aura pu réveiller, remonter, rendre enfin la vie régulière soit à l'organisme en entier, soit à un ou plusieurs organes affaiblis ou épuisés.

« Elles doivent être préférées avec raison, dit le docteur Chenu, par les sujets nerveux, irritables, chez qui une excitation un peu énergique s'accompagnerait d'une réaction tumultueuse; elles doivent être fréquentées par les femmes délicates, les personnes affaiblies par de longues maladies, et surtout par tous ceux qui devront espérer que les moyens accessoires seront de moitié dans les bons effets qu'ils cherchent à obtenir. Enfin, elles seront encore la ressource des malades dont le tempérament sanguin serait un obstacle à l'usage des eaux fortes. On vante particulièrement leurs effets dans les affections chroniques des poumons et celles des organes de la génération chez les femmes. »

« Les eaux douces doivent être préférées lorsque la constitution du malade ou l'exaltation de ses forces vitales rapproche son affection de l'état plus ou moins aigu et nécessite une action lente et légèrement résolutive; lorsque la susceptibilité nerveuse ne pourrait supporter de suite l'effet d'une eau puissamment thermale ou fortement minéralisée... Elles

calment l'irritabilité nerveuse en la répandant uni-
formément sur tout l'organisme, après l'avoir en
quelque sorte déplacée du point qu'elle occupait.
Elles conviendront généralement aux femmes irritables, à celles qui, trop impressionnables, ne peuvent
devenir mères ; aux hommes délicats et dont l'organisation paraît n'être pas en rapport avec leur sexe,
et enfin aux malades épuisés par de longues souffrances ou des chagrins profonds. » *(Le même.)*

Tout cela est très vrai, très bien dit, très persua-
sif ; mais n'eût-il pas été plus simple et plus court de
dire : Voici une eau thermale sulfureuse douce ;
les effets qu'elle produit sont exclusivement excitants, avec un degré moyen ou très faible ; son mode
d'action sera long, mais sûr, et il ne peut être mis
en usage que *chez les épuisés*, à quelque genre qu'ils
appartiennent ? Leur manière d'opérer est très simple : vous avez d'un côté un malade dans un état de
débilité presque absolue ; il est maigre, il est pâle, il
ne digère pas, il est essoufflé au moindre mouvement,
il dort à peine, il transpire à la plus légère fatigue ;
de l'autre, une eau thermale tonifiante, excitante,
une eau qui renferme avec des sels actifs une matière
onctueuse et gélatineuse propre à modérer l'activité
de ces sels, une eau douce, comme on la nomme ; vous
en faites usage avec discernement, prudence, soit en
bains, soit en boissons, et comme elle embrasse du
même coup toute l'économie *intus* et *extra*, elle

réveille le courage et les forces, elle donne de l'appétit, de l'énergie et une nouvelle existence aux fonctions digestives ; la respiration se fait mieux, les tissus se grossissent en se colorant, le sommeil revient, les accidents nerveux s'effacent avec la disparition de la maigreur, et le malade recouvre la santé.

On accuse encore les eaux thermales de Saint-Sauveur de n'avoir qu'une thermalité de 31 à 34 degrés centigrades. Nous n'acceptons pas ce reproche, et nous nous hâtons, au contraire, de signaler à l'attention de nos confrères et de nos lecteurs l'importance de cette température moyenne dans les circonstances où ces eaux peuvent être employées avec des chances certaines de guérison.

Nous l'avons dit, et nous le répétons à l'occasion de ce dénigrement sans valeur, les eaux thermales de Saint-Sauveur ne conviennent, selon nous, qu'à tous les cas d'épuisement, quelle qu'en soit l'origine. Conséquemment, et le fait physiologique n'a pas besoin de commentaires, si les eaux de Saint-Sauveur avaient une haute température, elles ne conviendraient plus à l'état pathologique signalé ; elles lui seraient même contraires, funestes par les crises trop vives et trop rapides qu'elles détermineraient infailliblement. On ne ferait pas boire impunément un litre de vin chaud ou d'eau-de-vie à un typhoïde convalescent ; il faut commencer par de légers bouillons pour arriver à la côtelette et au vin de Bordeaux. C'est une affaire de bon sens.

Saint-Sauveur possède deux établissements assez importants, qui se complètent l'un par l'autre. Le premier, le plus spacieux et le plus fréquenté, est situé dans le centre de Saint-Sauveur et dirigé avec Barèges par un syndicat. Cet établissement, construit en marbre du pays, est élégant, confortable et passablement distribué pour sa destination. On y compte vingt baignoires également en marbre et situées au-dessous du sol, une douche à gros jet et une douche particulière aux dames; malheureusement, ces deux appareils, indispensables pour le but qu'ils ont mission d'atteindre, sont dans un état déplorable d'installation et de malpropreté. Il y a encore deux buvettes assez gracieuses, où l'eau minérale coule nuit et jour, et où malades et curieux peuvent se désaltérer, se gorger, s'indigestionner... sans payer.

La température de l'eau thermale près du bassin réservoir est invariablement de 34 degrés centigrades; mais à mesure que les cabinets s'éloignent du point d'immersion, il y a nécessairement, et malgré les précautions prises (surtout le matin), un faible abaissement de température. Les cabinets les plus frais ne nous ont jamais fourni moins de 31 degrés centigrades, 8 degrés au-dessous de la chaleur humaine.

A vingt baignoires, et à une heure environ pour

chaque bain, on peut donc donner dans ce balnéa-
rium 240 bains par jour et 480 par vingt-quatre
heures.

Le second établissement est la propriété particulière
de l'une des familles les plus honorables du pays. Rien
n'est gracieux et coquet non-seulement comme l'ensemble de l'édifice, mais aussi comme le site où il
est placé. Construit à 150 mètres environ au-dessus
et au nord de Saint-Sauveur, Hontalade est un des
lieux les plus pittoresques que j'ai visités dans le
monde entier. Il joint à sa position exceptionnelle
un confort assez complet : salon de lecture, piano,
billard, kiosques, fontaines, etc., etc., le tout disposé
et réuni très agréablement, flattant l'œil qu'il repose,
le cœur qu'il satisfait et l'esprit qui cherche à s'ins-
truire ou à rêver.

Les eaux de Hontalade, qui, dans leurs éléments
constitutifs, se rapprochent beaucoup des *Eaux-Bonnes*, n'ont qu'une température de 22 degrés centigrades, et diffèrent de celles de l'établissement de
Saint-Sauveur par l'absence presque absolue de cette
matière albuminoïde dont nous avons parlé plus
haut.

« L'eau de Hontalade, dit le docteur Hedouin, est
parfaitement limpide; elle a l'odeur hépatique; sa
saveur est sulfureuse et agréable en même temps;
elle présente un avantage sur l'eau de l'établissement : c'est que les malades qui en font usage la

boivent généralement avec plaisir et la digèrent facilement, ce qui est probablement dû à ce qu'elle
contient un peu plus de chlorure de sodium, moins
de glairine, et qu'elle est d'une température moins
élevée.

« L'eau de Hontalade contient du gaz azote en
proportion à peu près égale à celle de l'établissement. » (Elle en contient moins.)

En 1846, notre excellent collègue, le docteur Fabas
fils, publia sur Hontalade les renseignements suivants
(*Revue médicale*, p. 350, t. II) :

« Cette eau sulfureuse peut avantageusement rem-
placer pour nos malades l'eau de *Bonne*. On peut la
boire avec plus de confiance que cette dernière. Elle
est moins irritante, et cette qualité est d'un grand
prix lorsqu'on veut agir sur des organes aussi susceptibles que ceux de la respiration. »

M. Henri Ossian, dans son rapport à l'Académie de
médecine, et sur la demande en autorisation d'ex-
ploiter les sources de Hontalade (1865), dit : « Que
l'eau de ces griffons peut être comparée avec avantage à celle de *Bonne* par la similitude de leur com-
position chimique, et conséquemment par les effets
thérapeutiques qu'elle produit. »

Hontalade renferme plusieurs cabinets destinés
aux bains de baignoires et une buvette très abondante et très fréquentée. Il y a, en outre, et ce que
l'on ne trouve que très rarement ailleurs, un système

à peu près complet d'appareils d'hydrothérapie, *fonctionnant avec de l'eau minérale* de 0 à 22 degrés centigrades, même au-dessus lorsque l'indication le prescrit.

Cet établissement d'*hydrothérapie minérale*, dont nous nous sommes volontairement institué le faible protecteur, sans négliger, bien entendu, les ressources immenses de l'établissement thermal de Saint-Sauveur, produira, j'en ai la conviction, des résultats curatifs peut-être encore ignorés de la science ; seulement il faut de fortes études, beaucoup de patience, beaucoup de temps et surtout des malades épuisés. L'hydrothérapie avec l'eau ordinaire n'a presque plus rien à nous apprendre relativement à ses salutaires effets dans une foule d'affections graves; mais l'hydrothérapie avec l'eau minérale n'a dit encore que peu de chose dans le traitement d'un grand nombre de maladies, et c'est à ce nouveau labeur que nous voulons employer et que nous emploierons une partie de nos heures de doux exil.

CHAPITRE III.

INDICATIONS GÉNÉRALES.

On a dit, et surtout écrit, que les eaux minéro-
thermales de Saint-Sauveur pouvaient être administrées avec chances de réussites dans les maladies
nerveuses, dans la dyspepsie, dans les lésions des
voies urinaires, dans les affections de poitrine, dans
les altérations plus ou moins profondes des organes
sexuels de la femme, etc., etc.

Nous ne désirons faire jaillir qu'une seule vérité de
ce chaos nosologique, vérité simple et facile, axiome
limpide et intelligible, même pour ceux qui ne vou-
draient pas le voir et le comprendre, fait certain et
palpable pour quiconque veut naïvement se donner
la peine d'étudier et de juger.

Dans tous les ouvrages, dans toutes les brochures,
dans tous les follicules imprimés sur l'indication des

eaux thermales de Saint-Sauveur, dans le tas des observations transmises par l'impression à la lecture
du public, que découvre-t-on? Des phrases pompeu-
ses, des mots ronflants, des copies d'analyse, des
descriptions de lieux pittoresques et de maladies plus
pittoresques encore, des observations faites *par scru-
pule* avec les vingt-quatre lettres de l'alphabet, et
Dieu sait souvent dans quel style ; mais partout et
toujours, dans un coin ou dans l'autre, l'épuisement
pousse l'ensemble, et, comme la violette, se trahit par
son parfum.

N'est-ce pas là, en effet, qu'il faut rechercher l'obstacle à la guérison d'une foule de maladies chroniques? Et comment expliqueriez-vous autrement
l'action curative des eaux sulfurées sodiques et thermales de Saint-Sauveur dans la multiple variété de
ces affections, si elles n'avaient pas eu une cause
tertiaire peut-être, mais assez puissante avant le
traitement pour les garder dans le même état pendant un temps souvent sans limite?

Vous avez eu tous à peu près raison, chers confrères, en disant que les eaux sulfureuses guérissaient
les maladies nerveuses, la dyspepsie, les lésions des
voies urinaires, les affections de poitrine, les altérations des organes sexuels de la femme, etc., etc.
Elles les guérissent en effet, mais c'est en faisant
disparaître l'épuisement.

Pour que le même remède agisse dans cinquante

affections d'origine et de nature différentes, il faut
qu'il y ait nécessairement une cause commune dans
toutes ces affections, cause déterminante ou cause
occasionnelle, qui, modifiée par ce remède, transforme profondément la maladie réelle et dominante,
la change quelquefois de nature et facilite son retour
à la guérison. Je ne vois pas de meilleure explication
à donner aux phénomènes extraordinaires produits.

Pour nous, et avec les eaux thermales sulfureuses,
cette cause particulière, et que l'on retrouve la même
dans la plupart, pour ne pas dire dans toutes les maladies chroniques, est l'épuisement primitif ou consé-
cutif. Que m'importe, pourvu qu'il soit constaté, et
que par les moyens employés on puisse le combattre et
le faire disparaître.

Les forces revenues, les fonctions rétablies, on
aura quatre-vingt-dix-neuf bonnes chances sur cent
pour obtenir une cure radicale soit avec l'hygiène,
soit avec une médication spéciale à l'affection indi-
quée. C'est du bon sens et de la logique élémentaire...
Qu'est-ce que c'est donc que l'épuisement?

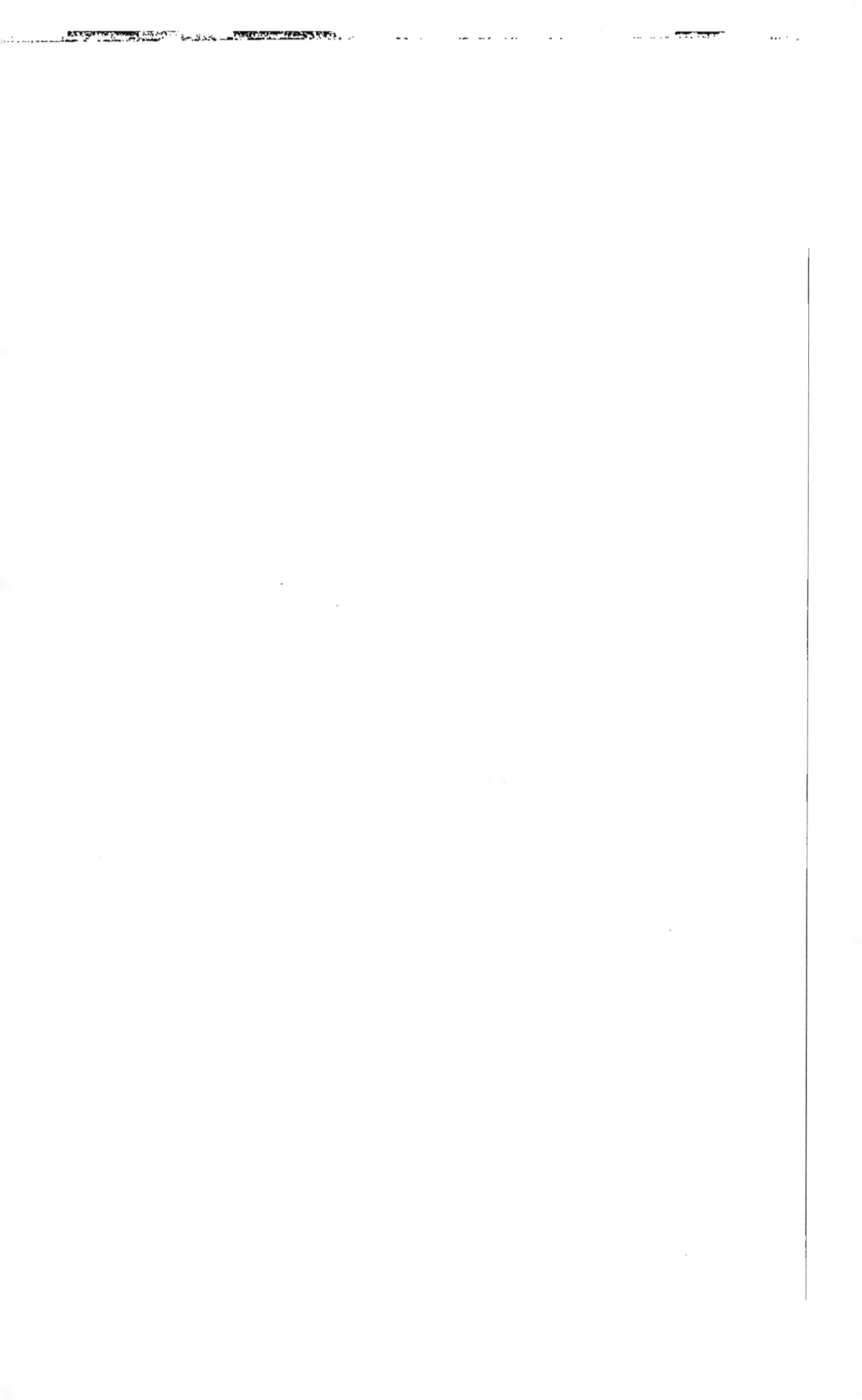

CHAPITRE IV.

INDICATIONS PARTICULIÈRES.

—

De l'Épuisement.

Nous entendons par épuisement (qu'il soit nommé anémie, nervosisme chronique, chlorose, état adynamique, asthénie, peu importe) cet état général ou partiel de l'organisme vivant, dans lequel une partie ou l'ensemble d'un être n'est plus apte, avec ou sans lésion physique apparente, à remplir, par défaut de forces suffisantes, les fonctions qui lui étaient habituellement dévolues à l'état de santé.

Les caractères importants de l'épuisement varient, nécessairement, en raison des diverses causes qui lui ont donné naissance, en raison de l'âge, de la constitution, des habitudes, des milieux habités, du régime des malades, de la gravité et de l'ancienneté des causes ; mais en général, pris comme ensemble, ils sont presque constamment identiques et produisent à peu près toujours les mêmes résultats.

Nous donnons encore le nom d'épuisement à cet état général ou partiel de l'organisme où les forces vitales *sont au-dessous* de ce que l'on est unanimement convenu d'appeler la santé relativement parfaite, quels que soient du reste l'âge, la forme ou le volume des organes, le climat, les habitudes extérieures, etc.

L'épuisement peut être observé à toutes les époques de la vie, sous toutes les latitudes, dans toutes les conditions sociales; il doit présenter et il présente toujours (abstraction faite de manifestations multiples extérieures, qui n'en sont que la cause ou la conséquence, et que je considère comme des *trompe-l'œil*) à peu près les mêmes caractères, en proportion, bien entendu, de sa gravité, de son ancienneté, de l'état constitutionnel originel ou acquis, du milieu où il se développe, des saisons, du climat, du régime alimentaire, des vices habituels, des causes qui lui ont donné naissance, des traitements curatifs employés pour des maladies anciennes ou récentes, de la vitalité plus ou moins énergique des liquides et des solides, de la lutte heureuse ou néfaste entre le physique et les agents destructeurs du dehors, de l'éducation, des mille incidents prévus ou imprévus qui surviennent dans l'agitation de la vie de relation ; enfin, quelquefois aussi, des aptitudes

cérébrales, se traduisant par des manifestations per-
verses ou exagérées, des sentiments moraux et des
effets de la raison et du jugement.

A la suite de cette opinion très particulière, et que
j'ai cherché à rendre aussi claire que possible, je vais
faire passer sous les yeux de mes juges ce que j'ai
trouvé chez les autres sur le même sujet. On apprécie mieux le mérite de tels ou tels objets en les ayant
simultanément étalagés devant soi. Je ne demanderai
pas à la fin la conclusion de chacun ; tout le monde
sera libre de se passionner pour le favori de son
choix, je me soumets à l'avance à n'occuper que la
dernière place.

1772 (vieux livre sans nom d'auteur) : *De l'Épuisement.* « Cette maladie paraît avoir beaucoup d'affi-
nité avec l'échauffement; ils se rencontrent même
souvent ensemble, quoiqu'ils diffèrent entre eux.
Les effets de l'échauffement sont plus prompts; ceux
de l'épuisement s'annoncent par degrés, et sont,
malgré cela, plus dangereux.

« Les causes de l'épuisement sont de différentes es-
pèces : l'abstinence poussée trop loin, les travaux as-
sidus, les exercices forcés, les pertes considérables et
les veilles. Les chagrins, les fortes passions, le libertinage des femmes et surtout l'onanisme, penchant
odieux et le vrai destructeur de l'homme, y donnent
lieu. Il peut être simple ou léger, grave, complet ou
compliqué ; alors il est mortel !

« L'accablement général est le principal signe de cette maladie. Les jambes *refusent le service*, la respiration est gênée, le ventre resserré, les évacuations se suppriment, les digestions se font mal ; le malade est comme hébété, il ne mange que par caprice, les aliments ne tournent point à son profit, il maigrit à vue d'œil, son teint est comme terreux, ses yeux se cernent, sa voix s'affaiblit, et tout semble amener sa fin.

« Les remèdes que l'on peut employer ne réussissent pas toujours quand la maladie est portée à un très haut degré, ou quand elle dépend de quelque affection de l'âme ; alors le repos, le temps, la bonne nourriture et la tranquillité d'esprit sont à préférer.

« L'épuisement qui est occasionné par le libertinage, en général se guérit par la continence la plus sévère, par les aliments d'un bon suc et par les boissons d'une bonne qualité. Le bon air, un exercice modéré et tout ce qui peut constituer une vie honnête sont les moyens les plus assurés. La saignée, les purgatifs ne doivent s'employer qu'avec beaucoup de circonspection. »

Œuvres de Stal : *Épuisement.* — « Du mode d'alimentation dépendent le tempérament, la constitution, je dirai même le caractère et les aptitudes de l'homme. Tel individu, en effet, qui aurait été un homme fort, vigoureux, apte aux travaux de l'intelligence et d'une humeur égale sous certaines conditions d'un régime bien entendu, n'est qu'un sujet hargneux, débile, chétif, cacochyme et crétinisé sous l'influence d'une mauvaise alimentation. »

Épuisement. — Perte complète et abaissement progressif des forces, dont les causes principales sont les maladies, les débauches, les excès de travail du corps et de l'esprit, les chagrins profonds, les passions trop vives, etc.

On en a fait l'*adynamie* (de ά privatif, et δυναμις, force). Dans sa véritable acception, ce mot est synonyme de faiblesse et exprime un état d'impuissance, de manque de forces de l'organisme. A la rigueur, on pourrait dire que la condition d'adynamie accompagne toutes les maladies, si l'on en excepte quelques affections du système nerveux, car tout organisme malade est faible. Mais pourquoi est-il faible? C'est sans doute par cela même qu'il est malade et que les fonctions ne s'exécutent pas normalement. Un homme ivre est faible comme un autre qui vient d'éprouver une grande hémorrhagie, comme un troisième atteint de pneumonie ou de toute autre maladie grave. L'adynamie n'est donc qu'une apparence, un phénomène commun à beaucoup de maladies, et peut se rattacher à des conditions diamétralement opposées. Pour préciser cependant l'acception de ce mot, les pathologistes l'ont appliqué plus particulièrement à *l'abaissement direct de la force vitale* ou du rhythme des fonctions, à la véritable asthénie, en un

mot, déterminée par la *soustraction de quelques stimulus naturels*, comme le jeûne prolongé , — par les
saignées abondantes, par l'action intense du froid, par
l'usage de certains poisons dits froids, etc.

D'après cette définition, une affection ne peut être
appelée *adynamique* qu'autant qu'elle s'accompagne
*d'un fond de faiblesse réelle, d'une diminution de la
vitalité* naturelle de l'organe malade ou de la constitution, et qu'elle exige pour la guérison l'usage des
moyens stimulants. En conséquence, la faiblesse qui
accompagne l'apoplexie, les paralysies par affection
phlogistique de la moelle, les convalescences des maladies inflammatoires, etc., ne peuvent recevoir l'épi-
thète d'adynamiques. Les fièvres dites adynamiques
ne méritent pas davantage cette dénomination,
puisqu'il est reconnu aujourd'hui que leur fond
est plutôt de nature à réclamer le traitement
antiphlogistique. L'adynamie qui accompagne les
maladies que nous venons de citer dépend d'un
excès de stimulus, d'une sorte d'oppression des fonctions, et doit être scrupuleusement distinguée de la
véritable adynamie par manque de stimulus. Pour
l'exercice des fonctions normales, l'organisme a besoin d'une dose déterminée de stimulus; au delà ou
en deçà de ce terme il y a dérangement, et par conséquent maladie. Les maladies accompagnées de cette
dernière condition sont les seules qui méritent le
nom d'adynamiques.

La véritable adynamie s'accompagne des phénomènes suivants :

1° *Petitesse et mollesse du pouls.* Le pouls est non-
seulement filiforme, mais encore tremblotant, mou,
intermittent, et parfois tout à fait imperceptible.

2° *Décalorification et pâleur du système dermi-
que.* Ce symptôme est une conséquence immédiate
de l'asthénie directe du cœur; le sang abandonne la
périphérie du corps, et la peau devient froide, molle
et pâle ; la langue offre elle-même une condition analogue : elle est humide, froide et blanche.

3° *Sueurs froides.* Les vaisseaux laissent échapper
passivement la partie aqueuse du sang ; toute la surface du corps en est inondée, mais plus particulièrement le front, les tempes et la figure.

4° *Lipothymies* (défaillance, perte subite et instantanée du sentiment et du mouvement, la respiration et la circulation continuant encore ; au lieu que
dans la syncope, ces deux dernières fonctions sont
aussi suspendues). Lipothymies répétées, respiration
suspirieuse (bruit de soupir) ou extrêmement faible,
netteté de l'intelligence, obscurcissement des sens
externes.

5° *Apathie.* Abandon des muscles volontaires, re-
lâchement des sphincters, tremblements dans les
membres, quelquefois convulsions légères.

Etc., etc., etc.

Tels sont, si je ne me trompe, sinon tous les caractères propres à certains types d'épuisés, du moins un ensemble de symptômes qu'il est journellement facile de constater dans certaines phases de l'épuisement.

Cherchons ailleurs, dans le traité de la stérilité chez la femme, par le Dr H.-D. Maheux ; nous lisons à propos de la *chlorose* et de *l'anémie :*

« La chlorose, vulgairement appelée les *pâles couleurs*, est souvent une cause de stérilité.

« On la reconnaît à une pâleur particulière de la face, à des troubles variés des diverses fonctions, tels que douleurs de tête, étouffements, palpitations de cœur, appétits bizarres, menstruation déréglée ou supprimée, etc.; enfin, à un état de langueur ou de faiblesse générale, à un amaigrissement parfois des plus considérables.

« Une constitution faible, le tempérament lymphatique, l'habitation dans un lieu humide, mal éclairé, la misère, les chagrins, un amour contrarié, l'onanisme, sont les causes ordinaires de cette affection.

« La chlorose est sujette à récidive. Abandonnée à elle-même, elle débilite de plus en plus l'économie et prédispose à certaines maladies redoutables, telles que l'hypertrophie du cœur (anévrisme) et la phthisie pulmonaire. »

« Il est une affection ayant avec la chlorose la plus grande ressemblance de nature, et qui, comme elle, produit souvent *la stérilité;* cette affection,   .

c'est *l'anémie*, qui est caractérisée par l'abaissement
du chiffre des globules rouges du sang coïncidant le
plus souvent avec une diminution dans la masse de
ce liquide.

« L'anémie naît sous l'influence des causes qui
engendrent la chlorose. Les hémorrhagies traumati-
ques ou spontanées la produisent directement. On
peut en dire autant de beaucoup de maladies chroniques et de lésions viscérales graves. L'abus des
saignées dans le traitement des maladies et une diète
prolongée la déterminent fréquemment.

« Comme la chlorose, l'anémie entraîne la *stérilité*
par la débilitation générale qu'elle apporte dans l'é-
conomie, et secondairement par *l'atonie utérine*, qui
en est la conséquence. » (Conclusion : *épuisement.*)

M. le docteur Bouchut, dans son traité sur le *nervosisme*, nous dit :

« Au-dessus de toutes les causes prédisposantes,
dont les effets sont si variables, *il y a une influence
générale qui les rapproche dans une action commune*,
et qui fait comprendre la manière dont elles agissent
sur l'organisation ; je veux parler de *l'anémie*. En effet, cet état morbide et la *chlorose* ou la *chloro-anémie*
sont, comme on le sait depuis les observations de
Pomme, de *Tissot*, de *Frank*, de M. le professeur
Bouillaud, qui l'a mieux démontré que personne, le
point de départ du plus grand nombre des *névroses*.
Or, la faiblesse naturelle ou acquise par l'éducation

efféminée, par les chagrins, par les passions, par les veilles prolongées, par les excès de travail et les excès vénériens, par les émissions sanguines, par la convalescence, par les maladies chroniques, etc., etc., amène directement l'anémie, ou, comme premier trouble, *l'état dyspeptique*, et, après cette altération de nutrition, l'appauvrissement de l'élément globulaire du sang. »

Ne savons-nous pas tous, en effet, qu'un sujet épuisé par de longues souffrances, par une diète prolongée, par des émissions sanguines exagérées, par des pertes leucorrhéiques ou séminales très abondantes, est d'une excitabilité extrême, d'une sensibilité exquise, d'une impressionnabilité souvent incroyable ? Mais tous ces accidents secondaires sont le résultat de l'épuisement et rien de plus ; du moins, cela me paraît évident.

Qui ne connaît la *théorie* de la *phlogose* par le célèbre *Rasori*, traduit de l'italien par *Sirus Pirondi*, 1839 ? Qui n'a lu les quinze observations qu'il y publie sous le titre de maladies considérées et traitées comme inflammatoires, amenées à la dernière extrémité par un traitement antiphlogistique, et guéries par un traitement stimulant ?

« Au fond de tout nervosisme, dit encore M. le docteur Bouchut, il y a presque toujours, primitivement ou secondairement, une modification plus ou moins considérable du sang et de la crase organique. Si l'altération est quelquefois douteuse au début, elle ne l'est jamais à une époque avancée de la maladie. Alors les éléments *faiblesse* et *chloro-anémie*, impossibles à méconnaître, ajoutent à leur cause première leurs effets incontestés, et ils augmentent le mal en s'aggravant chaque jour davantage. »

J'irais encore bien loin dans les rapprochements bibliographiques relatifs aux effets primitifs ou secondaires de l'épuisement, état pathologique désigné sous différents noms, mais unique au fond. Seulement je n'ai pas le temps de faire de l'érudition à coup de bouquins, et j'ai surtout frayeur d'outrepasser la permission que je me suis octroyée, d'ennuyer mes lecteurs.

Je me permettrai donc seulement encore, mais très personnellement et aussi sommairement que possible, d'examiner un épuisé, très légèrement au point de vue général, mais très attentivement au point de vue de sa nutrition.

Étudié en bloc, il présente généralement une décoloration du tissu épidermique ; la surface du corps est d'un blanc mat ou d'un jaune terreux ; la maigreur est presque toujours excessive ; quelquefois cependant, et surtout au début, on remarque une obésité assez considérable, mais les tissus sont mollasses et repoussants. Les lèvres sont décolorées ou comme brûlées ; les dents sont tantôt jaunes, tantôt d'un blanc nacré, quelquefois au complet, plus souvent réduites à l'état d'infects débris. Les yeux sont tantôt encavés dans l'orbite, tantôt saillants outre mesure; le regard est presque toujours terne ou à l'hébétement; les cheveux, quelquefois très longs et très fins, sont rares et tombent facilement; les traits du visage inspirent le dégoût ou la pitié; dans les cas d'épuisement extrême, les muscles du cou n'ayant plus la force de maintenir la tête dans la verticale, la laissent s'incliner tantôt à droite, tantôt à gauche, et le plus souvent en avant, etc.

Le pouls est petit, filiforme, facile à déprimer, et disparaît à mesure que la main qui l'interroge glisse en remontant sur le trajet artériel. L'oreille constate, à l'auscultation du cœur, tantôt des battements obs-curs (comme si l'organe cardiaque nageait dans un liquide ou était entouré d'une couche graisseuse assez épaisse), tantôt un bruit musical au premier temps, et que j'ai toujours comparé au bourdonnement d'une grosse mouche renfermée, aux mois des fortes chaleurs, dans un appartement obscur et clos. Tantôt c'est un petit bruit sec et mat, comme le ferait une clef d'acier frappant sur le marbre; tantôt les rhythmes paraissent réguliers, c'est-à-dire sans caractères anormaux.

Dans la plupart des cas, les carotides donnent à l'oreille le bruit de la mouche bourdonnante ou de la toupie d'Allemagne; quelquefois elles ne disent rien comme symptôme pathognomonique.

L'appareil respiratoire présente également à l'auscultation des phénomènes variables selon les sujets et selon la gravité de l'épuisement. Ici l'oreille découvre une sonorité excessive, là de la gêne et de l'obscurité. Chez l'un l'hématose semble poussée à l'excès, chez l'autre elle semble s'exécuter avec d'énormes difficultés. Chez tous, le moindre exercice en dehors des habitudes ordinaires provoque, avec des battements de cœur tumultueux et des tintements d'oreilles, un essoufflement qui peut aller jusqu'à l'asphyxie. La peur, le plaisir, la course, le mouvement du cheval (surtout au trot), l'ascension vers un lieu donné, la valse, les relations conjugales, etc., etc., sont autant d'occasions pouvant produire chez les épuisés des accidents pulmonaires plus ou moins sérieux.

Les fonctions digestives, qui jouent un si grand rôle dans l'économie des épuisés, et qui sont presque toujours profondément altérées, peuvent cependant quelquefois, et c'est ce qui a lieu dans les épuisements récents et accidentels, s'exécuter lentement, mais régulièrement. Alors l'assimilation des sucs réparateurs ne se faisant plus assez vite pour contrebalancer dans des proportions indispensables les pertes habituelles de l'économie, la maigreur commence, les effets secondaires se propagent, l'organisme est bientôt envahi. Quelquefois l'estomac et le tube digestif, quoique souffrants ou affaiblis, n'empêchent pas la fonction de s'exécuter normalement ; mais alors les douleurs sont aggravées pendant les divers travaux de la digestion, et ces douleurs vont quelquefois jusqu'à déterminer avec des coliques atroces des convulsions souvent dangereuses ; le plus souvent, l'organe et la fonction souffrent ensemble et produisent les mille accidents qui suivent, accidents dont nous constatons trop souvent et la gravité et la persistante opiniâtreté, surtout s'ils n'ont pas été combattus immédiatement ou peu de temps après leurs manifestations.

Les altérations du goût chez les épuisés sont très variables; quelquefois bornées à l'empâtement et à l'inappétence, elles deviennent avec le temps plus nombreuses et plus gênantes. Les malades n'ont de goût pour aucun des aliments ordinaires. Tout leur répugne, principalement la viande et le bouillon gras. Ils repoussent généralement le vin et la bière, pour boire de l'eau froide. Ils préfèrent les légumes, les fruits verts, les crudités, les acides, et particulièrement le vinaigre. Quelques-uns mangeraient avec avidité de la craie, du sel, du charbon, des grains de café, de la terre, de la suie, etc., etc. Quelquefois la langue, qui le matin est entièrement recouverte d'un enduit saburral, se nettoie en partie dans la journée, mais reste sale à la base. Quelques-uns n'ont aucune envie de manger, tout leur répugne, et ils resteraient volontiers sans prendre autre chose que

quelques légères boissons et de petites quantités
d'aliments, pour lesquels il faut souvent encore les
contraindre. Ce qu'ils prennent leur semble lourd, se
digère mal, détermine des éructations, des aigreurs,
du *pyrosis* et du *soda,* des nausées, des vomiturations ou des vomissements ; quand ils peuvent manger, leur nourriture accélère d'une manière singu-
lière les battements du cœur et ne profite pas à la
réparation des pertes, car ils maigrissent d'une façon
notable et quelquefois en très peu de jours. Ce que
l'on constate, c'est tantôt l'extrême acidité des sucs
gastriques que les vomiturations amènent à l'arrière-
bouche, acidité telle, qu'elle infecte l'air, qu'elle
agace les dents, et qu'il faut recourir à la magnésie
et au bismuth pour la saturer. Tantôt, au contraire,
c'est la diminution d'acidité du suc gastrique. Alors
la bouche est fade, les régurgitations du pharynx
sont neutres, et les malades digèrent plus facilement
quand ce qu'ils prennent est arrosé par un filet de jus
de citron, de vinaigre ou de pepsine acide, substances qui font dans l'estomac une digestion artifi-
cielle.

De violentes gastralgies accompagnent souvent les
fonctions de la digestion chez les épuisés, et soit
avant, soit après le repas, des pincements, des crampes, des tiraillements de la région épigastrique, avec
retentissement entre les deux épaules, établissent la
participation de l'estomac aux souffrances générales

d'un nervosisme chronique (prononcez *épuisement chronique*). Chez d'autres, ce sont des coliques ai-guës, sèches, très douloureuses, et généralement liées à un certain degré de pneumatose intestinale. Chez quelques-uns enfin, les aliments, pris avec in-souciance, laissent au goût peu ou point de traces de leur passage, circulent dans l'intestin comme une balle dans un tube métallique, et sont rendus presque en nature au moment de la défécation. Le plus petit nombre offre les symptômes d'une constipation plus ou moins opiniâtre ou d'une diarrhée intermittente.

Dans le trépied vital de l'immortel Bichat, la diges-tion devait nécessairement occuper le sommet, et la raison en est facile à comprendre. N'est-elle pas, en effet, la source de tout dans l'économie, et que de-viennent la circulation et la respiration quand la nutri-tion s'exécute mal ou suspend son travail? L'estomac et l'intestin sont, selon nous, les deux uniques souve-rains de l'économie vivante. Tyrans souvent aveugles, ou capricieux bien des fois, ombrageux toujours, toutes les autres fonctions, tous les tissus, tous les liquides sont soumis à leurs caprices, et le plus sou-vent c'est par leur influence, directe ou indirecte, que les maladies se manifestent ou s'aggravent, dis-paraissent ou se continuent indéfiniment.

La digestion et par suite la nutrition jouent sur-tout un rôle puissant, pour ne pas dire l'unique rôle, soit *comme cause* première, soit *comme cause* secondaire, dans l'épuisement. Cette affirmation me semble facile à démontrer. Admettez, pour prendre quelques exemples au passage, qu'un sujet porteur, par origine, d'une constitution délicate ou maladive se trouve obligé de vivre dans une condition sociale misérable, avec une alimentation défectueuse, une habitation malsaine, avec une dépense de force au-dessus de son énergie vitale, etc.; indubitablement ses vices constitutionnels ne feront que s'aggraver, s'il ne répare pas par une assimilation de substance réparatrice convenable les pertes auxquelles l'exposent non-seulement un travail physique et pénible, mais encore sa qualité d'époux (s'il est marié) et les conditions générales du milieu dans lequel il est forcé de vivre. La régularité ou le trouble de la digestion chez cet individu sont donc les dispensateurs de son existence. Admettez qu'au lieu de naître dans une condition sociale misérable, un second sujet soit installé dans un centre d'aisance plus ou moins heureux, examinez-le se livrant aux exercices les plus épuisants, tels que la chasse, la danse, les plaisirs des sens, les excès de travail, les abus alcooliques, etc.; en admettant qu'il jouisse, du reste, de la santé la plus florissante et de toutes les ressources alimentaires que peut procurer la fortune, s'il dépense en transpiration et en stimulus vital plus que ne lui donne la nutrition, indubitablement et infailliblement il court à l'épuisement.

N'est-ce pas par elle que l'on guérit la plus grande
partie des maladies? N'est-ce pas à elle que l'on doit
la réparation complète de ces vastes pertes organiques qu'un accident ou toute autre cause produisent
chez certains malades? et n'est-ce pas aussi à ses
troubles ou à ses défaillances que l'on doit attribuer
la persistance désespérante de bon nombre d'affections
chroniques, qui pour l'œil de l'observateur super-
ficiel semblaient incurables, parce qu'il les ratta-
chait à une diathèse plus ou moins affirmée? Enfin,
pour spécifier, n'est-ce pas à son irrégularité, à son
insuffisance, à ses caprices, à ses aberrations plus ou
moins profondes qu'il faut attribuer le plus souvent
l'épuisement, la durée sans fin de certaines maladies
de *l'utérus*, la ténacité de certains ulcères du col, du
plus grand nombre des leucorrhées et autres maladies
de l'organe gestateur de la femme?

Cela est si vrai, que les faits contrôlés présentent
constamment les mêmes phénomènes, et les faits ont
toujours eu pour moi une valeur importante... Pour
étayer encore la proposition que je viens de discuter, je prends une de mes clientes pour exemple.
Elle est jeune, elle est mariée, elle a eu deux enfants
et un avortement de quatre mois et demi; les suites
de couches et l'avortement ont été soignés légèrement, et il en est résulté une anté-version complète.
Cette anté-version a produit peu de temps après
un engorgement considérable du col utérin, une

métrite chronique et consécutivement une leucorrhée très abondante, enfin une ulcération compliquée de granulation envahissant presque toute la lèvre supérieure du museau de tanche. Depuis sept ou huit mois les règles viennent mal et sont peu abondantes ; le sang est clair, rosé, tachant à peine le linge et laissant fort peu d'odeur sous l'influence de la décomposition putride. Avant l'époque cataméniale, il y a des douleurs sourdes et profondes à la base de la moelle épinière et à la partie supérieure et interne des cuisses ; elle va mal à la selle, tous les cinq ou six jours, et souvent avec des douleurs atroces ; à chaque période menstruelle, des hémorrhoïdes énormes garnissent le rectum et font quelquefois hernie à l'orifice anal ; elle est maigre, elle est essoufflée à la moindre fatigue, elle n'a pas d'appétit, elle digère difficilement, l'estomac et l'intestin sont constamment surchargés de gaz, elle a une horreur profonde des corps gras, elle est triste ; enfin, elle souffre horriblement dans ses rapports avec son mari.

Après avoir examiné cette malade, je la dirige méthodiquement au double point de vue médical et chirurgical. Le traitement est suivi scrupuleusement pendant trois mois, et le quatrième ma cliente est aussi malade que le premier jour. J'avais cependant à modifier une affection connue, des troubles généraux que j'avais chez d'autres combattus avec succès et avec les mêmes moyens. Chez celle-ci, ces moyens n'ont rien produit, et je ne puis demander qu'à la nutrition et aux fonctions réparatrices la cause unique de l'insuccès. Je suspends immédiatement la médication spéciale : cautérisations, bains calmants, injections, fer, quinquina, etc., etc., et je ne m'occupe que de l'état pathologique du tube digestif et de la fonction qui lui est inhérente. J'ai touché juste. Après deux mois environ de ce nouveau traitement, où les bains sulfureux généraux, les alcalins à l'intérieur, l'air de la campagne, les promenades en voiture, etc., ont joué les principaux rôles, ma cliente a repris de la force, son appétit est revenu, sa peau s'est colorée, son visage sourit au plaisir, elle se trouve mieux. Je reprends alors mon premier traitement, et j'obtiens en quarante jours ce que je n'avais pu obtenir en trois mois, c'est-à-dire une guérison radicale... sauf l'anté-version, pour laquelle je conseille une nouvelle grossesse *comme unique moyen curateur* (attendu qu'il n'y en a pas d'autre).

Je viens de signaler, au sujet de ma cliente épuisée au premier degré, et courant au second si je ne l'eusse arrêtée, l'usage heureux que j'avais fait des bains généraux sulfureux et des alcalins. Mes lecteurs seront peut-être désireux de savoir pour quelle raison je me suis décidé à me servir de ces deux moyens. Rien n'est plus facile que de les satisfaire, et je suis au contraire très aise de satisfaire leur curiosité.

Ma cliente, par le fait de sa constitution sanguine et nerveuse, par l'occasion de ses deux couches et de son avortement, le tout mal surveillé et conséquemment mal traité, par les conséquences maladives signalées, anté-version, métrite chronique, pertes blanches, troubles des fonctions de nutrition, etc., tombait dans la catégorie secondaire des épuisés, et je devais ou je crus devoir, tout en combattant la constitution générale par les toniques ordinaires, attaquer en même temps les lésions multiples de l'utérus et du vagin. Je ne réussis ni avec le fer, ni avec le quinquina, pas davantage avec le vin de Malaga et d'écorce d'oranges amères, les vomitifs, les sucs de viande, la pepsine, le bismuth, les bains de bouillon et de sels de pennès. Je cautérisai à l'iode, au nitrate d'argent, au nitrate acide de mercure, au fer rouge. Mes toniques dits réparateurs traversaient le cylindre intestinal, comme une balle traverse un canon de fusil, c'est-à-dire sans rien laisser. Mon traitement chirurgical, loin de produire de l'amélioration, semblait aggraver la situation, et, comme je l'ai dit plus haut, le quatrième mois j'étais encore désespéré en face de ma pauvre cliente, certainement aussi désespérée que moi. On voit quelquefois trop tard dans notre belle science médicale, trop tard pour la malade, qui souvent est la victime, trop tard aussi pour le médecin, qui ne peut prévoir ce que nous appelons l'intolérance ou l'inaptitude de l'organisme pour certains remèdes, effets bizarres qui déjouent trop souvent nos meilleurs calculs et renversent nos plus certaines prévisions. Les deux peaux de ma cliente travaillaient en dehors des lois physiologiques établies; son épiderme ne transpirait jamais, sauf dans le creux des mains et à la plante des pieds, qu'elle avait constamment à la glace. La muqueuse gastro-intestinale, au lieu de fournir à l'alimentation des sécrétions gastriques et duodénales, comme dans les conditions régulières, versait dans le laboratoire une immense quantité de suc limpide et filant, suc extraordinairement acide et amer, laissant à l'arrière-gorge un sentiment de chaleur ardente, un goût styptique très prononcé soit à la langue, soit au voile du palais, enfin un agacement très persistant aux dents. Ai-je besoin de m'expliquer plus longuement et plus clairement? Est-il donc encore utile de prouver la solidarité si manifeste qui existe entre l'épiderme et l'appareil digestif? L'eau de Vichy que j'ai administrée *(hôpital)* n'a-t-elle pas produit sur la muqueuse ce que l'eau sulfureuse avait produit sur la peau? Ai-je besoin de dire, avec M. Durand-Fardel, que le fer qui se trouve dans plusieurs des sources de Vichy *(Lardy et Mesdames)*, fournit un tonique parfaitement approprié à l'atonie de l'estomac, tonique qui, joint à l'acide carbonique et au bi-carbonate de soude, paraît exercer une action stimulante et chimique sur les phénomènes de la digestion, et en particulier, sans doute, sur les sécrétions gastriques et duodénales.

Si j'eusse été près d'Enghien, des Eaux-Bonnes, ou de Saint-Sauveur, et si j'eusse pu supposer, ce qui existe quatre-vingt-dix fois sur cent, que ma cliente fût d'une constitution herpétique, lymphatique ou catarrheuse, au lieu de conseiller l'eau de Vichy en boisson, j'aurais ordonné les eaux sulfureuses de l'une des stations ci-dessus désignées, et de préférence celles de Saint-Sauveur, parce qu'elles sont parfaitement tolérées par les estomacs les plus susceptibles et par les constitutions les plus excitables, propriétés dues au chlorure de sodium qu'elles renferment en proportion notable.

Voici ce que M. de Puisaye a remarqué à Enghien : « Les sujets dont les facultés digestives sont depuis longtemps affaiblies, dont l'estomac manque de la stimulation nécessaire à l'accomplissement régulier des fonctions de nutrition, éprouvent de très bons effets des eaux sulfureuses d'Enghien. Sous leur influence, les fonctions digestives se réveillent; les aliments, qui jusqu'alors n'étaient pas digérés, deviennent d'une digestion plus facile, et ce premier effet des eaux influe favorablement sur le moral des malades. » Cela n'est pas étonnant !

Ainsi donc, si par le fait d'une altération quelconque des organes ou des fonctions de la nutrition, l'économie a perdu toute ou une partie de l'énergie qui lui est indispensable pour se réparer quand elle en a besoin; si encore il n'y a pas un équilibre à peu près parfait entre les fonctions de la peau et celles des muqueuses gastro-intestinales, fatalement elle court à l'épuisement, à l'épuisement physique et physiologique, souvent aussi à l'épuisement intellectuel et moral.

Guérissez l'organe digestif et vous rétablirez souvent sa fonction. En guérissant la fonction, vous verrez disparaître l'épuisement; l'épuisement en s'effaçant entraîne avec lui les névroses, tortures protéiques, si cruelles et si rebelles aux traitements les plus variés et les mieux appropriés; l'embonpoint reparaît, les formes s'arrondissent, les yeux redeviennent brillants, le regard s'anime, les lèvres se colorent, la respiration s'amplifie, le corps se redresse, les muscles se tendent, la force est maîtresse de la place, et la passion, cette huile de la vie, reprend ses droits dans le cœur de l'épuisé; tout cela par le seul fait de l'assimilation des sucs alimentaires.

Il y a dans l'étude de quelques maladies nerveuses, et surtout dans celle qui fait l'objet de cette dissertation, un travail fort complexe, fort ardu, fort délicat, et par conséquent fort difficile; c'est celui auquel se livre l'esprit du médecin en face de symptômes bizarres, extraordinaires, irraisonnables, impossibles, offerts par ces maladies, et cependant ils sont

là, palpables, visibles, incessants, douloureux. —
Écoutez le patient, et il cause méthodiquement; il
a médité de longues heures, et le jour et la nuit, sur
ses souffrances, sur ses douleurs, sur ses tortures :
« Je n'ai pas faim, dit-il; j'ai une horreur profonde
des aliments, et de la viande surtout; j'ai dormi aujourd'hui pendant quatorze heures; hier et avant-
hier, je n'avais pas l'ombre d'un désir de sommeil;
les oreilles me sifflent perpétuellement, ma tête me
semble creuse, j'ai maigri de trente livres en six
mois; quand il y a deux heures que j'ai mangé, des
crampes atroces me tordent l'estomac, la colique
s'empare tantôt de mon flanc gauche, tantôt de mon
flanc droit, des gaz parcourent avec bruit les intes-
tins, et le calme ne reparaît que lorsque, après des
efforts désespérés, j'ai pu engloutir quarante ou cinquante grammes de viande, crue ou cuite. Cette
viande hachée n'a pu être mangée avec les dents tant
elle m'inspirait d'horreur, je l'ai avalée avec de l'eau
vineuse.» Écoutez encore : « Depuis que je sais la nécessité impérieuse qui m'est imposée de manger pour
éviter de mourir, il m'a fallu varier mes aliments et
chercher autant que possible ceux qui réunissaient le
double avantage et d'exciter un peu mon appétit, et
de n'être pas contraires à mon triste état de santé.
J'ai essayé les légumes frais, le poisson, la volaille,
etc. A peine avais-je reçu ces aliments, que mes douleurs gastro-intestinales, loin de se calmer, s'exal-

taient à me faire perdre la raison ; je changeais de
méthode. Le lendemain, au milieu d'une crise par
vacuité, je dévorais soit une tranche de jambon chaud,
soit une forte portion d'andouille, soit une saucisse
ou un pied de cochon truffé, et immédiatement,
immédiatement, le calme le plus complet, l'insensibi-
lité la plus entière se faisaient dans mon canal digestif. Jamais l'opium, la belladone, l'éther ou le chlo-
roforme n'ont produit et ne produiront de sédation
plus rapide. Remarquez encore, c'est que, pendant la
crise, le poids de ma chemise, le bout du doigt, une
feuille de papier, sur mon estomac ou sur mon ventre,
étaient la cause de douleurs atroces. Cinq minutes
après l'ingestion des aliments épicés désignés plus
haut et le calme obtenu, la palpation la plus violente et la plus brutale, en haut, en bas, à droite ou
à gauche, était *complétement* insensible. »

Y a-t-il en médecine écrite des règles qui puissent
spécifier dans telles ou telles circonstances la bizarre-
rie, l'excentricité de tels phénomènes et l'application
d'un pareil traitement ? Sachez encore que dans cette
variété de l'épuisement, qui ne tenait certainement
qu'à une diminution considérable dans la quantité des
globules sanguins de ce malade, on avait essayé de
toutes les médications possibles sans obtenir un atome
de soulagement. Les calmants excitaient ; les toniques,
comme le fer, le quinquina, les alcooliques, brû-
laient et agitaient à doses infiniment petites ; l'eau de

Vichy, l'eau de Pougues, l'eau de Saint-Galmier, de
Contrexeville, etc., etc., affadissaient l'estomac et
enlevaient le peu d'appétence qui restait encore. Le
vin de Bordeaux coupé de moité eau, le vin de Malaga également étendu, des viandes de bœuf ou de
mouton cuites ou crues, tantôt entières, tantôt hachées,
des pâtés, des viandes salées, des corps gras, des
pommes de terre, beaucoup de beurre, enfin quarante bains sulfureux d'une demi-heure chacun, ont
cependant complétement triomphé de l'épuisement
considérable de ce malade, que j'ai cru fort longtemps en péril de mort.

Il y a encore dans l'épuisement une distinction importante à faire au point de vue et du traitement à
donner, et des résultats qu'on est en droit d'espérer.
Si nous avons dit plus haut que certaines affections
chroniques ne se guérissaient pas par les moyens
ordinaires, parce que l'assimilation des aliments et
des agents curateurs ne se faisait pas par la muqueuse
gastro-intestinale, il peut aussi arriver, et les occasions sont fréquentes, où l'étendue, la profondeur de
la lésion, le fait de sa chronicité, de son passage
dans l'économie entière, entretiennent quand même
l'épuisement et luttent avec succès et contre la médication, et contre l'assimilation alimentaire. D'un
côté, la guérison du mal local ou de la maladie ne
pouvait s'opérer que par la reconstitution des forces,
par la réparation des parties éliminées; de l'autre,

l'assimilation se fait complétement et abondamment,
les fonctions importantes travaillent régulièrement,
l'agent conservateur fait tout ce qu'il peut et autant
qu'il peut contre l'agent destructeur, et cependant le
malade marche avec une rapidité désespérante à l'épuisement le plus absolu. Ici la faiblesse constitutionnelle
entretenait la lésion; là, c'est la lésion qui écrase
l'organisme. D'un côté comme de l'autre, mais surtout dans le second cas, il est plus que jamais utile,
impérieusement indispensable, de diriger le traitement avec les reconstituants et les excitants généraux,
et parmi ces derniers rien ne peut être substitué aux
grands bains sulfureux.

L'épuisement soit physiologique, soit physique,
est originel ou acquis. Originel, il provient toujours
d'une modification vitale communiquée par les parents au nouvel être et avec l'existence elle-même.
Acquis, il est toujours ou le résultat d'excès de toute
nature ou de maladies plus ou moins graves et plus
ou moins longues. Dans l'une et l'autre circonstance,
il n'influe sur les fonctions de l'intelligence que
secondairement, pour l'annihiler, et quelquefois
l'exalter.

L'épuisement moral et surtout la folie sont,
comme l'épuisement physique ou physiologique, trans-
missibles par l'hérédité. Les preuves fourmillent à
l'appui de cette affirmation; et, chose remarquable
cependant, les générations, comme dit le professeur

Lordat, héritent naturellement des formes corpo-
relles, des traits physionomiques, du teint, de la
constitution chimique, de la crasse vitale, des dia-
thèses, des dispositions à des maladies futures, des
parties du caractère qui tiennent aux modes saillants
de l'instinct...; mais elles n'héritent pas des modes
radicaux du sens intime, du génie, de la supériorité.
Ainsi, l'enfant peut hériter de ses parents, et hérite
presque toujours de cette horrible affection qu'on
nomme la folie, et il lui est presque complétement
interdit d'hériter du génie ou des talents naturels de
ses ancêtres.

Il est encore très essentiel de distinguer l'épuisement réel, de l'adynamie passagère résultant d'un
état pathologique récent et qui peut tromper l'œil
du médecin même le plus expérimenté. Il ne faut pas
surtout juger de la force ou de l'énergie essentielle
d'un individu par l'apparence seulement où le jette
la maladie, afin de ne pas attribuer la gravité de
l'état morbide au peu de résistance vitale. Depuis
longtemps, l'illustre Barthe a fait remarquer que
souvent l'affection se manifestait avec une promp-
titude et une intensité telles, que l'individu était dans
un affaissement de fort mauvais augure; mais qu'il
fallait distinguer si cet état dépendait de ce que les
forces étaient *opprimées*, masquées, ou si elles n'exis-
taient qu'à un faible degré, si elles étaient *résolues*.
La distinction de l'oppression et de la résolution des

forces au début des maladies offre la plus haute importance pour le traitement et leur pronostic. Si l'abattement rapide du sujet est la suite de la faiblesse *radicale*, vous pouvez annoncer, en général, une fâcheuse issue ou de graves dangers; tandis que la terminaison sera souvent heureuse et les dangers beaucoup moins sérieux si les forces ne sont qu'opprimées par la rapidité et la violence du mal. Il est toujours dangereux de rester incertain sur la raison de l'adynamie, car de la diversité du jugement médical peut résulter la mort ou le salut du sujet. Pratiquez une saignée dans telle circonstance, et vous jetez le malade dans un collapsus dont il ne pourra se relever si les forces étaient chez lui en résolution, tandis que cette déplétion sanguine le sauvera si les forces se trouvaient seulement opprimées.

Quand la faiblesse est indépendante des forces radicales et se lie à une condition facile à détruire, on doit prédire une affection peu grave.

L'*invasion lente* des maladies dépend ou de la faiblesse, du peu d'énergie vitale du sujet, ou du peu de puissance de la cause morbifère. Dans le premier cas, la maladie aura, *en général, un cours long*, non-seulement quant à la durée totale, mais surtout quant à la succession des divers phénomènes caractéristiques. C'est chez de pareilles personnes, dont la constitution offre peu d'activité radicale, que les états pathologiques prennent une marche chronique. L'on

sait quel fâcheux augure est, en général, attaché à
cette marche morbide, parce qu'elle annonce une
affection de longue durée fort difficile à guérir; c'est
ce que l'on remarque surtout dans les maladies
chroniques. « Leur caractère, écrit le professeur
Dumas (maladies chroniques), ne se développe que
d'une manière successive et lente. Il peut se confondre
avec d'autres caractères qui rendent douteuse la
nature de ces maladies. Ce n'est bien souvent que
lorsqu'elles sont très avancées qu'on vient à bout de
les reconnaître. »

Dans la gastralgie, cette névrose si commune et
si tenace chez les épuisés, affection tantôt primi-
tive, tantôt secondaire, l'observation démontre que
l'estomac est parfois affecté d'une douleur vive, opiniâtre, rapidement établie, sans symptômes propres
à l'inflammation, comme cela a encore lieu pour la
migraine, l'odontalgie, l'hystéralgie, la névralgie
iléo-scrotale, etc., tous autant d'états morbides cons-
titués par la douleur. Dans certains cas, l'estomac
est dans une faiblesse prolongée; les fonctions sont
lentes, enrayées; la langue est pâle, blanche; il y a
désirs d'aliments, de remèdes échauffants et toniques,
difficulté de digérer les substances douces et fades,
etc.; enfin, après la mort du sujet, l'examen du vis-
cère montre la muqueuse décolorée. Quel nom donner
à cet état pathologique, si on lui enlève celui d'épuisement? Souvent cet état s'offre principalement dans

toute la constitution. Il y a alors diminution ou ralentissement des fonctions, peu d'énergie musculaire ; le pouls est lent, parfois intermittent, à peine sensible et fuyant à la moindre pression ; la voix est éteinte, la parole augmente les douleurs épigastriques, la respiration rare, l'intelligence paresseuse et incapable de contention prolongée, flaccidité des chairs, fluidité extrême des humeurs, ayant une odeur et une tendance putrides, excès d'humeur muqueuse et séreuse, frissons violents au moment du travail de la digestion, tintements d'oreilles, abaissement de température.

Après avoir esquissé à grands traits les caractères généraux de l'épuisement, après avoir indiqué son origine et signalé ses dangers, nous allons essayer de prendre isolément quelques-unes des affections auxquelles il se rattache le plus intimement, et nous essaierons, en les analysant et en les étudiant, de faire ressortir l'avantage du traitement thermal sulfureux, employé soit seul, soit uni à une médication spéciale, pour les modifier et les guérir.

DE L'ÉPUISEMENT

CONSIDÉRÉ COMME CAUSE ET COMME EFFET.

ÉPUISEMENT CONSTITUTIONNEL.

De la Syphilis et de la Gale.

Qui veut la fin doit avouer les moyens. On ne consulte pas généralement un médecin sérieux pour un *bobo* ou pour faire de la mode; le vrai malade, à quelque sexe et condition sociale qu'il appartienne, doit tout dire, tout accuser, tout laisser voir et toucher, sa santé est à ce prix. Il ne doit plus y avoir de honte ou de comédie dans le huis clos du cabinet médical; l'homme comme la femme, en face du docteur, ne sont plus des êtres ordinaires : la fortune, le rang, la beauté tombent, comme les vêtements sous l'œil et la main de l'observateur. Il n'y a plus là que des créatures de Dieu, toutes égales devant la douleur, créatures qui souffrent, gémissent et veulent être soulagées ou guéries, vis-à-vis d'un homme spécial qui, par sa science et sous l'égide de son honneur et de sa conscience, a la sainte et splendide mission de les soulager ou de les guérir.

Ce prélude magistral devait servir d'introduction à ce que je dois dire au sujet du pénible et délicat labeur que je me suis imposé.

Les neuf vingtièmes, pour ne pas dire les quatre-vingt-dix-neuf centièmes des enfants qui naissent à notre époque, viennent au monde avec les germes et quelquefois avec les manifestations de la syphilis ou de la dartre.

Avant leur mariage, sur cent hommes du monde et de la classe ouvrière, quatre-vingts au minimum ont eu au moins une blennorrhagie; dix, la vérole sans accidents secondaires; les dix derniers en conservent éternellement des traces ineffaçables.

Dans les hôpitaux, depuis trente ans que je vois et que j'interroge des malades, je n'en ai pas trouvé un seul (homme ou femme) offrant un de ces vastes et dégoûtants ulcères qui font le désespoir des chirurgiens, plaies horribles et si communes chez les malheureux, et qui font un vieillard d'un homme encore dans la force de l'âge; je n'ai pas trouvé de ces calvities précoces, de ces dentitions infectes, de ces peaux terreuses, flasques, sèches, de ces yeux sans regards enfouis sous d'énormes paupières dans

le fond de l'orbite, des bras sans chair et sans formes, des poitrines plates où se dessinent en saillie les
moindres os de la cavité thoracique, de ces physiono-
mies abruties, de ces affaissements moraux et intel-
lectuels, sans obtenir l'aveu formel que ces misérables
avaient eu au moins une fois soit la gale, soit la vérole, quelquefois l'une et l'autre.

Les individus envahis par ces sortes d'affections
réclament très rarement, pour leur donner des soins,
les conseils éclairés du médecin. Soit par honte ou
par économie, ils choisissent habituellement pour
consultant le propriétaire de la pharmacie la plus isolée, la plus borgne et la moins fréquentée de la ville
qu'ils habitent. C'est alors qu'on voit sortir de ces
officines scandaleuses toutes ces horreurs à pompons
rouges et à grelots dorés, tous ces spécifiques burles-
ques, toutes ces capsules gélatineuses, tous ces sirops
prétendus dépuratifs et sans mercure, toutes ces injections à l'effet prompt et infaillible, drogues indi-
gnes, et qui, livrées à des prix d'autant plus exagérés
qu'ils ne peuvent être discutés, non-seulement ne
guérissent jamais ceux qui en font usage, mais encore, ce qui est plus sérieux, détruisent quelquefois
à tout jamais une constitution pleine de force et de
santé.

L'une des conséquences les plus déplorables de
cette médication par les pharmaciens est, sans con-
tredit, le passage de l'état aigu à l'état chronique

pour les affections génito-urinaires, et de l'envahissement rapide de toute l'économie par l'infiniment petit désigné sous le nom d'acarus.

Si quelques rares malades s'inquiètent, plus tard, de cette perte purulente qui se manifeste soit le matin au réveil, soit après un excès de voluptueux plaisirs, soit après un abus de table, de marche ou de tout autre travail forcé, le plus grand nombre n'y fait pas la moindre attention.

Il en est de même pour la gale chronique : il y a bien, de temps à autre, une légère démangeaison à l'anus, aux parties, aux cuisses, à la poitrine, à la tête, mais on n'y fait pas attention parce qu'il n'y a ni plaie ni douleur.

L'occasion du mariage vient-elle s'offrir à de tels individus, qu'ils la saisissent sans réflexions et sans répugnances. Ils se croient très bien portants, et ils s'aventurent sur l'esquif du hasard.

Six ou huit jours après le mariage, le jeune couple souffre en urinant; monsieur trouve du pus à sa chemise et à ses draps; madame est gonflée, enflammée et condamnée au repos le plus absolu.

On dit généralement que c'est l'effet ou le résultat du mariage. Heureuses celles qui n'attrapent que cela !

Toutes ces turpitudes sont vraies, croyez-le bien, et vraies sans exagération.

De là sortent ces nuées de pauvres petits êtres

rachitiques, scrofuleux, dartreux, que la moindre indisposition moissonne en quelques heures; de là surgit cette classe si intéressante d'adolescents au teint pâle, aux pommettes illuminées, à la poitrine étroite, et que la phthisie pulmonaire enlève au printemps de la vie; de là part l'épuisement physique, physiologique et moral, qui prédispose ceux qui en sont atteints à quelques-unes des plus terribles et des plus tenaces infirmités humaines : *la folie et les écrouelles.*

ÉPUISEMENT ACQUIS.

En examinant deux sujets beaux, sains et vigoureux, tous les deux de pur sang, un homme et une femme dans la force de l'âge, n'ayant jamais connu de la vie que les roses sans épines, dont la Providence se plaît quelquefois à couvrir les pas de certains êtres privilégiés, l'épuisement, s'il survient chez l'homme, libre ou époux, sera souvent, pour ne pas dire toujours, le fruit de ses vices ou de ses imprudences...; chez la femme, fille pauvre, il sera le résultat d'un mauvais régime alimentaire, d'un excès de travail et au-dessus des forces de son âge, de veillées prolongées, de libertinage, d'exaltation intellectuelle par la lecture de certains livres, etc.; chez la femme mariée, la conséquence de l'abus des plaisirs des sens (souvent imposés par le mari), de nombreux accouchements, d'allaitement trop pro-

longé, des suites désastreuses d'une parturition difficile, d'hémorrhagies cataméniales trop abondantes,
du défaut de propreté, de maladies insignifiantes
mais négligées, de la persistance et de l'abondance
d'une leucorrhée, qui, chez le plus grand nombre,
passe pour un état régulier et habituel; enfin, les chagrins de cœur, les corsets et les crinolines.

La jeune fille riche rêve à seize ans voitures, che-
vaux, toilette, palais et grands bals; elle ne mange
pas dans la crainte d'engraisser; elle se comprime la
taille et s'étrangle l'estomac pour mieux faire ressortir ses hanches et ses épaules; elle déteste se coucher de bonne heure, parce qu'il est de bon ton de
veiller tard pour se lever à midi; elle ne mange ni
potages ni viandes, parce que les cuisinières et les
petites gens en font usage; elle ne dîne jamais un
jour de bal et de spectacle; elle boit beaucoup d'eau
froide pour conserver les roses de son teint et la
blancheur de sa peau; elle jeûne sévèrement les jours
imposés par l'Église et son directeur; elle prend souvent des bains pour donner de l'élasticité à ses arti-
culations et de la souplesse à ses muscles; elle lit en
cachette des feuilletons amoureux, et conserve dans
une boîte spéciale une fleur desséchée, qui suffit aux
exigences de son imagination.

Chez cette jeune fille, la puberté est laborieuse,
douloureuse; les règles viennent mal, peu abondantes, peu colorées; les gencives pâlissent, les yeux se

cavent, le dessous des paupières inférieures prend une teinte légèrement ardoisée, les cheveux tombent, le teint devient mat ; le cœur bat au galop au moindre mouvement, à la plus légère impression ; la rougeur, pour une futilité, colore le visage ; la sueur ruisselle à la moindre fatigue ; les jambes supportent avec peine le poids du corps ; il est impossible de courir ; parler fatigue ; les marches d'un escalier sont difficiles à gravir ; les carotides soufflent dans les oreilles un bourdonnement continu. L'épuisement est maître de la place, l'anémie globulaire domine l'économie.

Je sais bien que l'on a conseillé, et que l'on conseille encore, pour remédier à ces grands et graves désordres, le fer, le quinquina, les viandes noires grillées, les vins de Bordeaux et de Malaga, les promenades à pied et à cheval, l'air de la campagne, le soleil ; je sais encore le mieux que l'on obtient avec les révulsifs doux, tels que la flanelle sur tout le corps et les frictions légèrement excitantes ; je sais enfin les bénéfices que l'on retire en telles circonstances de l'hydrothérapie ; mais ce que je n'ignore pas davantage, c'est que très souvent et trop souvent ces moyens n'aboutissent pas à la guérison, parce que les organes de la digestion ne se prêtent pas du tout à l'assimilation des aliments et des remèdes employés.

Les eaux thermales et sulfureuses de Saint-Sauveur, en modifiant l'épiderme par leur tonicité, en réveillant lentement et modérément les voies digestives endormies, facilitent l'absorption des toniques fixes, réveillent l'appétit, s'opposent à ces transpirations abondantes que la moindre occasion provoque chez les jeunes filles épuisées. Avec des bains journaliers, peu chauds, peu longs; avec l'eau de Hontalade, soit pure, soit édulcorée avec un peu de sirop amer, vous obtenez dans vingt jours une transformation incroyable.

Joignez à l'emploi de ces eaux les effets ordinaires d'un changement de climat, d'habitudes paresseuses; ajoutez le stimulus si prompt et si efficace de l'air pur des montagnes; les promenades à pied, à âne, à cheval, en voiture; la modification dans le régime alimentaire; le coucher de bonne heure, le lever matinal.... Ce que vous n'aviez pas obtenu ailleurs, et par une médication des plus rationnelles, vous l'obtenez ici, entouré des jouissances paisibles, d'un site ravissant et de la société la plus honnête et la plus distinguée.

Névroses.

Il n'y a pas dans le cadre immense de la nosologie d'affection plus étrange, plus capricieuse, plus complexe que celle désignée par le nom de *nervosisme*.

Les symptômes varient comme les visages; les accidents qui semblent les plus menaçants s'évanouissent comme un rêve, ceux que l'on ne considère qu'avec peu d'attention cachent souvent un malheur prochain; un rien les fait reparaître, une secousse violente les trouve impassibles... Après la mort, quand elle frappe le malade, l'œil et la main ne trouvent rien pour en rendre compte. *Georget* dit que les névroses, en général, ont pour caractères ordinaires d'être de longue durée, peu dangereuses, intermittentes, apyrétiques, *difficilement curables;* d'offrir un appareil de symptômes habituellement effrayants en apparence; de causer des douleurs très violentes qui feraient croire à l'existence d'une affection très grave; enfin, de laisser après la mort peu ou point d'altérations sensibles dans les organes qui en ont été le siége. (*Dict. méd.*, t. XXI, p. 27, 2e édit.)

M. *F. Dubois*, d'Amiens, écrit que les névroses sont des maladies qui ne consistent qu'en des actes organiques, actes souvent très graves, très dangereux, ordinairement apyrétiques, parce qu'ils ne sont effectués que par le système nerveux, et que le système circulatoire n'y prend pas toujours part; que quelquefois dans ces maladies il y a des souffrances très violentes; que dans d'autres cas les malades n'en ressentent pas ou peu; que d'autres fois il y a des contractions violentes arrachées à la volonté, fixes ou intermittentes, instantanées ou durables; enfin, que tantôt il y a des altérations organiques sensibles, soit par le fait des complications, soit comme effet des névroses, et que tantôt on ne peut en trouver après la mort. (*Path. génér.*, t. II, p. 137.)

M. *Broussais*, dans son examen des doctrines médicales, admet bien que les névroses consistent en douleurs, en convulsion des muscles soumis à la volonté, et en aberration des facultés mentales ; mais, pour lui, il n'y a là que des sympathies morbides, sympathies excitées par l'inflammation.

M. *Roche*, rattachant les névroses à l'irritation, les a distinguées des autres maladies en les désignant sous le nom d'irritations nerveuses. Il admet que les névroses peuvent existor dans le système nerveux sans changement appréciable d'organisation.... Il pense que ces maladies consistent dans l'accumulation du fluide nerveux dans un tissu, accumulation déterminée par un agent irritant, accumulation aussi matérielle que celle du sang dans un tissu enflammé, mais non visible comme elle, parce que le fluide nerveux échappe à la vue. (*Élém. de path. médic.*).

M. *Sandras* entend par névroses toutes les maladies dans lesquelles les fonctions du système nerveux sont altérées, sans que, dans l'état actuel de nos connaissances, on y puisse reconnaître pour cause première une altération matérielle, locale, nécessaire des organes. (*Traité prat. des mal. nerv.*, p. 6.)

M. *Fourcade Prunet* les appelle une irritation vasculo-nerveuse, s'élevant souvent jusqu'à l'inflammation.

M. *Cerise* considère l'état nerveux désordonné comme une névropathie protéiforme.

M. le docteur *Bouchut* a réuni toutes les névroses sous l'unique dénomination de nervosisme, tantôt fébrile, tantôt apyrétique et caractérisé par une association plus ou moins nombreuse de troubles fonctionnels variables, continus ou intermittents de la sensibilité, de l'intelligence, du mouvement et des fonctions des principaux appareils organiques. (*De l'état nerveux ou du nervosisme.*)

Il y a nécessairement beaucoup de vrai dans toutes ces citations, et tous ces grands esprits s'entendent sur le fond, s'ils diffèrent quant à la forme. Comme nous n'avons eu aucune prétention à faire un traité dogmatique sur les maladies nerveuses, nous nous contenterons de signaler rapidement à nos lecteurs celles qui peuvent être sérieusement et profondément modifiées et guéries par les eaux thermales sulfureuses, et particulièrement par les eaux de Saint-Sauveur.

Comme nous l'avons écrit déjà plusieurs fois dans ce travail, les eaux thermales sulfurées sodiques de Saint-Sauveur étant exclusivement excitantes, il serait irrationnel et imprudent d'y envoyer une affection nerveuse compliquée de fièvre.

Ce sont surtout les névroses chroniques, primitives ou secondaires, qui doivent trouver dans les eaux sulfureuses de Saint-Sauveur leur correctif sérieux; les névroses qui sont la conséquence de l'épuisement.

Hystérie.

Cette névrose essentiellement convulsive, et qui pendant les crises détermine le plus souvent des larmes abondantes, des cris, des spasmes locaux ou généraux; l'hystérie proprement dite, qui donne lieu chez certains malades à la sensation d'une boule qui remonte de l'épigastre à la gorge, qui revient par accès tantôt éloignés, tantôt quotidiens, qui ne suspend jamais les fonctions nutritives; l'hystérie, dans le cours de laquelle on rencontre quelquefois certains troubles de l'intelligence, du délire, des hallucinations, des rêvasseries, des illusions de sensations.... Les hommes comme les femmes hystériques sont en général maigres, pâles, impuissants aux travaux sérieux; ils ont les urines claires et abondantes; ils sont alternativement constipés et relâchés; le regard est tantôt d'une vivacité extraordinaire, tantôt d'un morne de glace.... L'ensemble des malades affectés d'hystérie est la débilité par épuisement, et le remède le plus efficace comme le plus prompt pour combattre cette névrose, souvent rebelle à tout autre moyen, est l'eau sulfureuse naturelle, appropriée comme activité aux forces des malades. Les bains, les douches et l'usage interne de l'eau minérale produisent souvent des résultats d'autant plus merveilleux qu'ils étaient inespérés.

Pour nous, les centres génitaux de l'homme et de la femme jouent le rôle le plus important, l'unique peut-être, dans les manifestations des multiples névroses que le médecin observe dans sa clientelle, et devant lesquelles il reste souvent abasourdi et impuissant... A notre point de vue, ils sont constamment liés ou à une lésion organique, ou à un trouble fonctionnel de ces centres... Les faits qui démolissent en un instant des milliers de travaux gigantesques, mais sans contrôle et sans bases solides, les faits nous en fournissent chaque jour des exemples.

En général, les hommes et les femmes atteints d'affections nerveuses jouissent des désirs génésiques poussés quelquefois jusqu'à l'évanouissement; ils ont rarement des enfants; sous l'influence de certains vents, ceux du midi particulièrement, un rien les excite ou les écrase. Une odeur quelconque à laquelle ils ne sont pas habitués les impressionne tellement, qu'elle produit chez eux des syncopes et des convulsions partielles ou générales.

Nous avons vu certaines femmes, très sensées et très sérieuses, avoir tantôt un évanouissement complet, tantôt une migraine atroce, voire même des convulsions, pour être restées quelques heures seulement dans un salon où il y avait des fleurs de lys ou de magnolia. — J'ai connu et soigné un lieutenant-colonel d'artillerie, d'une très grande distinction et d'une force peu ordinaire, qui contractait une migraine de trois ôu quatre jours quand il subissait trop longtemps l'odeur du tabac à fumer.

Quel est le médecin qui n'a été appelé à donner ses soins à des jeunes filles et quelquefois à des femmes, pour des toux opiniâtres siégeant dans des organes d'une santé parfaite, et qui, toutes, ont guéri en administrant les toniques reconstituants, et en portant l'action des antispasmodiques dans le voisinage de l'utérus?

Faut-il signaler ces névroses si inquiétantes pour les mères, et qui se manifestent chez les très jeunes enfants par une toux quelquefois rauque, quelquefois sifflante, toujours tenace et horriblement fatigante; toux prise trop souvent pour une toux croupale, et qui a fait égorger tant de pauvres petits êtres qui n'avaient rien du croup, mais simplement un spasme du larynx? Faut-il tracer ici l'histoire, si connue et si ancienne, de la coqueluche et de l'asthme de Millar?

Faut-il parler de ces aberrations du goût, des sensations et de l'intelligence chez les filles chlorotiques, qui mangent en secret du charbon, du plâtre, du café, du poivre, du sel; qui se lavent continuellement les parties avec de l'eau froide, pour calmer un prurit continu et excessif; qui voient, endormies ou éveillées, les choses les plus bizarres et les plus impossibles? Le fer, le quinquina, les viandes noires grillées, l'air, le soleil, l'exercice à pied et à cheval, la flanelle sur la peau, l'hydrothérapie à l'eau simple ou à l'eau minérale, ne triomphent-ils pas de ces névroses en épaississant et en colorant le liquide sanguin?

Et les mille fantaisies des femmes enceintes? Et la vraie folie des femmes atteintes de lésions utérines, folie généralement caractérisée par des accès de tristesse, de découragement et des idées de suicide?

Cette folie utérine, qu'il faut prudemment distinguer de la folie proprement dite, de l'hystérie et de l'hypocondrie, j'en ai trouvé pas mal sur mon vieux chemin.

Et les convulsions éclamptiques?

Mais n'outrepassons pas les limites de ce travail; demandons la permission à nos lecteurs de revenir, pour quelques faits personnels, sur ce que nous avons désigné sous le nom de *folie utérine.*

Le plus grand nombre des femmes atteintes de ce genre de folie sont presque toutes des lypémaniaques; aucunes n'ont d'antécédents fâcheux comme hérédité. Plusieurs ont déjà subi des mois ou des années de séquestration dans des établissements spéciaux, et, sorties sur la demande des parents, portent sur leurs bulletins : *Incurables.*

L'examen au spéculum m'a convaincu que les dérangements cérébraux chez la plupart de ces femmes avaient pour cause, quatre-vingt-dix fois sur cent, un désordre apparent et plus ou moins profond de l'utérus ou de ses annexes.

Chez quelques-unes, la guérison se fait attendre deux et trois mois; chez le plus grand nombre, elle est, pour ainsi dire, instantanée. Souvent il y a récidive, mais la guérison radicale est toujours certaine.

Je puis citer deux exemples très remarquables, exemples pris au milieu de vingt autres, et qui contribueront, je l'espère, à calmer, à rassurer et à rendre le bonheur à tant de tristes familles désolées par ce genre de folie.

Mme X..., d'un tempérament nerveux sanguin, maigre, de taille ordinaire, au regard vif, aux cheveux noirs, très intelligente, très affable et très excellente mère; trente ans environ; elle a fait deux couches heureuses; vivant dans la famille et dans le monde, honorée, aimée, recherchée; aucuns précédents fâcheux, soit comme maladies antérieures, soit au point de vue de l'hérédité.

Tout à coup, à déjeuner, elle est prise d'une tristesse profonde; elle devient silencieuse, suspend son repas, et aux questions pressantes et affectueuses qui lui sont adressées par son mari, par ses enfants, par sa mère, elle répond qu'elle s'ennuie et qu'elle ignore la cause de cet ennui.

A partir de cet instant, la raison commence à se dérégler; chaque jour, les actes deviennent contraires aux habitudes ordinaires, et la folie est complète. On consulte un médecin, puis deux médecins de la

ville.... Conclusion : il n'y a rien à faire qu'à renfermer la pauvre femme dans un asile d'aliénés....
On part pour Bordeaux, où les sommités médicales
sont consultées de nouveau.... Mêmes conseils.

Le hasard, un hasard heureux et providentiel pour
ma chère cliente, me fait rencontrer avec son mari,
qui m'explique rapidement, mais clairement, et la
position de sa femme et le chagrin de toute la famille.

Je rassure M. X..., et je lui garantis que s'il veut
suivre mes conseils, la guérison de sa femme sera
certaine.

J'étais bien osé, bien téméraire de me poser ainsi
bravement en opposition avec des hommes dont la
réputation domine la mienne de toute la hauteur
d'une considération d'autant plus étendue qu'elle est
sur un théâtre plus vaste; mais je crois être plus
spécial qu'eux au sujet de ces sortes d'affections, et
si j'ai frisé les allures du charlatan, je jure n'en avoir
jamais eu la pensée.

Après deux ou trois jours d'hésitation, je reçus à
Angoulême une lettre de M. X..., qui me priait de
partir immédiatement pour V..., où je devais me
trouver en consultation avec le Dr H..., médecin ordinaire de la maison.

Arrivé le matin, à onze heures, à V..., je vis avec
mon collègue Mme X..., et immédiatement je prati-
quai une cautérisation au nitrate acide de mercure

sur une vaste érosion qui existait sur les deux lèvres du museau de tanche.

Il était environ midi.... A trois heures, un peu de mieux se déclara dans l'état mental de Mme X... Le lendemain matin, quand je quittai V..., Mme X... avait *complétement* recouvré la raison.

Il y a eu une récidive, — une récidive due à la persistance d'un épuisement général, et certainement entretenu par des relations conjugales trop fréquentes.

Les toniques ont été repris avec le traitement ordinaire, les conseils de prudence ont été mieux écoutés et plus scrupuleusement suivis, et ce que j'avais prédit est arrivé : Mme X... est aujourd'hui complétement et radicalement guérie. Il y a deux ans qu'elle est revenue à la tête de son ménage et à la raison la plus saine ; elle prend de l'embonpoint ; elle a recommencé sa vie de relations sociales, de plaisirs calmes, mais soutenus ; elle n'a rien perdu de son esprit et de son amabilité ; c'est une vraie femme enfin, telle que la société la plus exigeante et la plus distinguée peut la désirer et la choisir.

Le second cas est à peu près la répétition de celui que je viens de signaler.

Mme B... m'est adressée à Saint-Sauveur par l'un de mes meilleurs amis, M. le Dr Rousset, de Bordeaux, l'un des médecins les plus distingués de la Gironde.

Mme B... est petite, maigre, blonde ; elle doit avoir

de trente à trente-cinq ans; elle est mariée, mais n'a jamais eu d'enfants. Cette malade arrive à Saint-Sauveur avec une de ses amies et une fille de chambre, chargées de la surveiller.

A ma première visite, je trouve une femme désespérée; une femme qui regrette son voyage, qui s'ennuie partout et toujours, qui ne mange pas, qui ne dort jamais, enfin qui veut se tuer, pour en finir avec les chagrins inconnus qui la torturent.

Lypémanie par épuisement, épuisement entretenu par une ulcération et un engorgement du col utérin, par une métrite chronique, enfin par une leucorrhée d'une abondance extrême.

Cautérisations au nitrate acide, bains sulfureux, toniques fixes à l'intérieur, promenades en voiture, voyages fréquents, mais sans fatigue; douches sur le sacrum, les cuisses et le périnée à l'eau minérale froide.

Guérison radicale, retour à la gaieté après dix jours de traitement.... Il n'y a pas eu de récidive, et Mme B... jouit depuis cette époque de la santé la plus florissante.

J'ai vingt autres observations pareilles à celles que je viens de signaler, et toutes sont identiques quant aux résultats obtenus. Quant aux conclusions que la science jugera opportun d'en tirer, je les ignore; pour moi, le doute comme succès n'existe plus.

Les eaux minéro-thermales sulfureuses, et spéciale

ment celles de Saint-Sauveur, en raison de leur basse température, de leur sulfuration tempérée par la barégine, conviennent impérieusement dans les divers troubles nerveux que nous venons de passer en revue. Ces accidents n'ont généralement lieu que chez des sujets excessivement épuisés, sujets avec lesquels il faut agir doucement, lentement, prudemment, et chez lesquels les grandes secousses thermales seraient insupportables, sinon désastreuses.... Les résultats obtenus chaque année prouvent, du reste, péremptoirement l'efficacité du moyen; et s'ils ne sont pas toujours aussi complets qu'ils pourraient l'être, il faut en rejeter la cause sur les écarts de régime, si funestes à tous les épuisés, ou sur la chronicité de la maladie, état morbide si tenace, que deux, trois et quatre saisons d'eaux sont quelquefois nécessaires pour en triompher.

Affections utérines.

Toutes les affections de l'utérus et de ses annexes ne peuvent être indistinctement guéries ou soulagées par les eaux sulfureuses de Saint-Sauveur; c'est incontestable. Mais cette vérité, admise sans discussion et acceptée par la raison la plus ordinaire, ne peut que nous être utile, au point de vue de l'importance que nous attachons à l'action spéciale et certaine de ces eaux dans quelques circonstances particulières.

C'est toujours la même idée qui prime l'indication. Les eaux thermales sulfurées sodiques de Saint-Sauveur, ayant des propriétés excitantes, agissant lentement, mais certainement, ne peuvent être conseillées toutes les fois qu'il y aura, sur ou près d'une muqueuse ou d'une surface épidermique, une irritation franche ou un foyer inflammatoire au premier degré.

Elles seront seulement utiles quand l'état général sera à la débilité, médiocre ou extrême; d'autant plus efficaces que l'épuisement sera plus absolu; quand l'équilibre sera rompu dans les fonctions pour donner prime à la maigreur et à l'innervation ; quand les plaies du museau de tanche, les engorgements des ovaires, du corps et du col utérin, manqueront de la vitalité nécessaire pour arriver à la cicatrisation et à la résolution; quand, avec la métrite chronique, il y aura ce catharre utérin qui fournit des sécrétions albumineuses si abondantes, que quelques femmes sont obligées de se garnir pour ne pas être inondées pendant la marche. Elles seront mille fois préférables à toutes les autres eaux connues et conseillées, comme *Néris, Ussat, Vichy,* etc., etc., quand vous aurez à modifier ces santés profondément altérées par des couches nombreuses, difficiles, mal surveillées ; chez des femmes épuisées par des hémorrhagies fréquentes et abondantes, par des règles trop rapprochées ou trop copieuses.

Administrées froides, soit sous forme de douches
et d'injections, soit en bains, en lotions et en lavages,
les eaux sulfureuses rendent encore d'immenses et
incontestables services dans les abaissements et les
déviations de l'utérus.... Quelques observateurs très
compétents ont même affirmé qu'après leur emploi,
méthodiquement dirigé, les femmes qui étaient affli-
gées de si rebelles infirmités n'avaient plus besoin
de pessaires. Il y a dans cette dernière affirmation
quelque chose de vrai, c'est incontestable; mais
comme faits contrôlés par ma seule expérience, j'a-
voue qu'ils sont trop peu nombreux pour que ma
conscience ne fasse pas d'immenses réserves en sens
contraire.

DÉDUCTIONS.

Les eaux minéro-thermales de Saint-Sauveur sont
exclusivement et essentiellement toniques et recons-
tituantes. Elles ne sont point un remède proprement
dit ; elles ne sont qu'un auxiliaire au régime alimentaire et à la vraie médication. Elles *excitent*, ici un
peu plus, là un peu moins, selon leur température,
selon la quantité de sulfures qu'elles contiennent,
selon les forces physiques des malades qui en font
usage.

Elles excitent.... Le praticien convaincu de cette

vertu vraie que possèdent les eaux thermales et sulfureuses de Saint-Sauveur, connaissant les cent manières de les brasser et de les modifier, sachant la valeur réelle du médecin chargé de les administrer, n'a donc qu'à s'occuper de l'état des forces, de la susceptibilité, de l'irritabilité des clients qu'il veut soumettre à leur emploi. Quelle que soit la maladie d'où sorte l'épuisement, l'épuisement physique, physiologique ou moral, du moment qu'il y a épuisement, les eaux sulfureuses, froides ou thermales, sont indiquées. L'activité de l'eau, c'est-à-dire son degré de température et sa puissance de sulfuration, devront toujours préoccuper le médecin étranger aux stations thermales, car il n'est pas sans périls de soumettre le premier malade venu à la grosse douche de Barèges, ou au régime de certaines sources de Cauterets et de Luchon.... Il vaut mieux être prudent (on ne le regrette jamais), et Saint-Sauveur devrait toujours être la pierre de touche des affections contre lesquelles les eaux des Pyrénées sont indiquées.

RÉFLEXIONS PAR A-PROPOS.

A Saint-Sauveur, comme dans toutes les stations thermales de France, tout le monde, hommes, femmes, enfants, a le droit de se gorger d'eau minérale,

froide ou chaude, depuis la simple indigestion gazeuse jusqu'à l'apoplexie la plus foudroyante.... Le
premier venu peut se baigner dans l'eau thermale,
depuis dix degrés jusqu'à la température de l'eau
bouillante; il n'a qu'à se présenter pour être servi :
baignoires, douches, piscines, buvettes, tout est à sa
seule discrétion, pourvu qu'il ait des cartes. Qu'il ait
un anévrisme ou une phthisie au troisième degré, qu'il
crache le sang ou qu'il soit asthmatique, ça ne re-
garde pas le régisseur : tout le monde n'a-t-il pas le
droit de se pendre ou de se noyer?... Seulement,
quand on se pend ou qu'on se noie, on sait parfaitement ce que l'on va faire; tandis que dans les établissements thermaux on ne sait rien du tout.... Pourquoi
ne mettrait-on pas sur la porte un avis ainsi conçu :

« *Casse-cou!* Ici on peut se tuer par imprudence,
et on s'y est tué. »

Et la loi du 21 germinal an XI, cette loi qui dé-
fend au pharmacien de donner, sous peine d'amende
et de prison, trois gouttes de laudanum sans ordonnance de médecin! pourquoi dort-elle sur les parvis
des établissements thermaux, cette loi protectrice des
imbéciles? Est-ce que les eaux minérales ne seraient
pas de vrais remèdes, des remèdes sérieux, des drogues composées, des panacées dangereuses?

Les règlements sembleraient partager cette opinion !

PETITE RÉCLAME POUR FINIR.

A l'établissement des bains de Saint-Sauveur, quand la nuit noire est descendue sur la terre, les baigneurs et les baigneuses sont obligés, pour y voir et pour ne pas se tromper de cabinets, d'apporter *leurs chandelles;* l'administration n'en fournit pas plus que de linge... *Ça fait des économies...* mais c'est scandaleux.

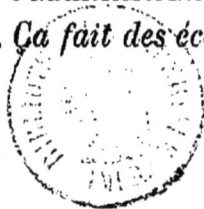

FIN.

TABLE DES MATIÈRES

FIN DE LA TABLE.

www.ingramcontent.com/pod-product-compliance
Lightning Source LLC
Chambersburg PA
CBHW062002200326
41519CB00017B/4636